心脏影像病例点评 106 例
Cardiac Imaging Case Review

注 意

　　心脏影像诊断领域的知识和最佳临床实践在不断发展。由于新的研究与临床经验不断扩展着我们的知识，我们在遵守标准的安全预防措施的同时，也有必要在治疗和用药方面做出适当的变动。建议读者对每一用药都要学其生产厂家所提供的最新产品信息，以确定药物的推荐剂量、服用方法、持续时间及相关禁忌证。根据自己的经验和患者的病情，决定每一位患者的服药剂量和最佳治疗方法，是经治医师的责任。无论是出版商还是著者，对于由于本出版物引起的任何个人或财产的损伤或损失，均不承担任何责任。

出版者

病例点评系列
Case Review Series

心脏影像病例点评 106 例
Cardiac Imaging Case Review

主　编　Gautham P. Reddy
　　　　Robert M. Steiner

主　译　郭庆乐　高竟生

副主译　许继波　元小冬　汤建中

主　审　吴寿岭

北京大学医学出版社
Peking University Medical Press

Cardiac Imaging Case Review
Gautham P. Reddy, Robert M. Steiner et al.
ISBN-13: 978-0-323-01176-1
ISBN-10: 0-323-01176-4
Copyright © 2006, Elsevier Inc. All rights reserved.

Authorized Simplified Chinese translation from English language edition published by the Proprietor.
978-981-259-941-4
981-259-941-X

Elsevier (Singapore) Pte Ltd.
3 Killiney Road, #08-01 Winsland House I, Singapore 239519
Tel: (65) 6349-0200, Fax: (65) 6733-1817
First Published 2007
2007 年初版

Simplified Chinese translation Copyright © 2007 by Elsevier (Singapore) Pte Ltd and Peking University Medical Press. All rights reserved.

Published in China by Peking University Medical Press under special agreement with Elsevier (Singapore) Pte Ltd. This edition is authorized for sale in China only, excluding Hong Kong SAR and Taiwan. Unauthorized export of this edition is a violation of the Copyright Act. Violation of this Law is subject to Civil and Criminal Penalties.

本书简体中文版由北京大学医学出版社与 Elsevier (Singapore) Pte Ltd.在中国境内（不包括香港特别行政区及台湾）协议出版。本版仅限在中国境内（不包括香港特别行政区及台湾）出版及标价销售。未经许可之出口，是为违反著作权法，将受法律之制裁。

北京市版权局著作权合同登记号：图字：1-2007-2699

图书在版编目（CIP）数据

心脏影像病例点评 106 例 /（美）雷迪（Reddy G. P.），（美）斯坦纳（Steiner R. M.）著；郭庆乐，高竞生主译.
— 北京：北京大学医学出版社，2007
书名原文：Cardiac Imaging Case Review
ISBN 978-7-81116-348-3

Ⅰ.心… Ⅱ.①雷… ②斯… ③郭… ④高… Ⅲ.心脏血管疾病—影像诊断 Ⅳ. R540.4

中国版本图书馆 CIP 数据核字（2007）第 154940 号

心脏影像病例点评 106 例

主　　译：郭庆乐　高竞生
出版发行：北京大学医学出版社（电话：010-82802230）
地　　址：（100083）北京市海淀区学院路 38 号 北京大学医学部院内
网　　址：http://www.pumpress.com.cn
E – mail：booksale@bjmu.edu.cn
印　　刷：北京佳信达艺术印刷有限公司
经　　销：新华书店
责任编辑：李海燕　　　责任校对：杜悦　　　责任印制：郭桂兰
开　　本：889mm×1194mm　1/16　印张：12.5　　字数：355 千字
版　　次：2008 年 1 月第 1 版　2008 年 1 月第 1 次印刷
书　　号：ISBN 978-7-81116-348-3
定　　价：53.00 元

版权所有，违者必究
（凡属质量问题请与本社发行部联系退换）

译校人员名单

主　译　郭庆乐　高竞生

副主译　许继波　元小冬　汤建中

主　审　吴寿岭

译校人员（按姓氏笔画排序）

王　瑞	王东红	王庆蕊	王守红	元小冬
马宇杰	刘　宏	刘爱华	刘淑娟	刘景旺
许继波	乔建民	邢佳侬	孙丽霞	李　健
李雪蛟	汤建中	邹玉环	郑宝霞	郑晓明
赵　静	赵文忠	赵丽君	赵洪涛	张仲慧
张蕴宜	郭庆乐	高　明	高　菊	高竞生
韩　义	魏宝玲	薛润发		

著者名单

Michael B. Gotway, MD
Scottsdale Medical Imaging, An Affiliate of Southwestern
 Diagnostic Imaging, Ltd.
Scottsdale, Arizona
Clinical Associate Professor, Diagnostic Radiology and
 Pulmonary/Critical Care Medicine
University of California, San Francisco
Department of Radiology
San Francisco, California

Charles B. Higgins, MD
Professor of Radiology
University of California, San Francisco
San Francisco, California

Karen G. Ordovas, MD
Fellow
Department of Radiology
University of California, San Francisco
San Francisco, California

Shalini Veerareddy, MD
Consultant Radiologist
Apollo Hospital
Hyderabad, India

Mei-Han Wu, MD
Staff Radiologist
Taipei Veterans General Hospital
Taipei, Taiwan

丛书主编

David M. Yousem, MD, MBA

Professor of Radiology

Director of Neuroradiology

Russell H. Morgan Department of Radiology and

Radiological Science

The Johns Hopkins Medical Institutions

Baltimore, Maryland

译者前言

心血管疾病是常见病，而且种类繁多，临床表现形式不一，故其诊断手段的研发一直备受重视。近十几年来，医学影像技术有了飞速的发展。数字化影像、多层螺旋CT及三维重建技术、高场强MRI及功能成像、PET等新技术不断涌现并应用于临床，大大拓宽了心脏影像诊断的深度和信息量。面对多种检查方法，怎样才能使读者在短时间内较快地了解每种心血管疾病的临床表现及其相应的影像学征象？由Reddy博士和Steiner博士编著的最新版《心脏影像病例点评106例》是解答这一问题的最佳读物。

本书具有"两全"和"两新"的特点。一全，即病种全，涵盖了儿童和成年人心血管疾病中的大多数病种，其中不乏罕见和少见病例；二是涉及的检查方法全，既有X线平片、超声心动图，又有CT和MRI及PET等。"两新"，一新为本书以病例教学的新格式编排，使读者在轻松的氛围中学到知识；二新即介绍了多层螺旋CT血管成像容积再现和速度编码电影MRI等新技术和新理论。特别是配有二百多幅清晰的各种检查图像，可谓图文并茂。病例设计由易到难，分析讨论由浅及深，读后有豁然开朗之感，能快速提升读者心血管影像学的诊断水平。

感谢华北煤炭医学院附属开滦医院院长、著名心血管专家吴寿岭教授在百忙之中审校了全书。虽然我们竭尽全力试图做到准确翻译此书，由于水平所限，文中可能有不正确或不妥之处，敬请读者批评指正。若本书能对读者有所帮助，我们翻译此书的目的就已达到。

郭庆乐

2007年5月8日于

唐山华北煤炭医学院附属开滦医院

丛书前言

在教授医学生、住院医师、同事、放射科执业医师和临床医师的过程中，我发现在各种教学方法中他们更喜欢病例研讨。我希望这不是因为我的讲课水平高，而是因为在遇到困难（或其他人遇到困难）时，他们能够思路清晰，对可能遇到的麻烦保持更多的警觉。在我所承担的几十门继续医学教育课目中，病例研讨几乎总是最受欢迎的课程之一。

此病例点评丛书是应住院医师、同事们及放射科实习医师准备从业考试或附加资格认证（certificate of additional qualification，CAQ）考试之需而编写的。很多人提出在考试时遇到没见过的病例，就会对考试内容非常焦虑。住院医师、同事们及放射科执业医师都非常希望能够模拟考试的形式，囊括所有考试时可能遇到的病例，并且进行准确的描述。另外，书中对于某一疾病的实例描述部分，能够帮助已获得从业认证的放射科执业医师提高技能。因此，我和Mosby商定整套丛书都使用这种病例点评的格式，相信这种格式能提高读者的理解力。把各个病例按这种格式连接起来，就不显得"零乱"，读者可以在轻松的氛围中阅读这些书，可以依据自己的喜好，一次读一个病例。

根据点评的难易程度和病变的罕见程度，每一卷的内容分为三篇。对于"基础篇"中的病例，放射科住院医师掌握起来可能没有太大难度。"提高篇"中的病例需要深入研究，但大多数医师应能提出可能的鉴别诊断。最后一篇是"挑战篇"。大多数放射科医师或接受培训将成为放射科医师的实习医师可能会对这些具有挑战性的病例提出鉴别诊断，但在对Mark McGwire的比赛中，谁也不应梦想永远会有"本垒打"。安排"挑战篇"的目的实际上是为了吊那些人的胃口，吸引他们阅读，检测他们的才智。在每一篇中，病例的选择都是完全随机性的，就像人们随时随地（在办公室里或在Louisville）可能想到的那样。

对于丛书的许多病例，我们期望的并不是作出某一特定诊断——鉴别诊断的质量和分析鉴别诊断的内涵才最为重要。让读者掌握如何进行鉴别诊断（在问题、答案和点评部分讲述）是各卷病例点评作者想要达到的目标。阅读此系列丛书的最佳方式就是看图、提出疑似诊断、澄清疑问，然后查阅后面的答案。如果在同一页中有两个病例，那就同时分析两个病例。别偷看答案噢！

我和Mosby（通过Liz Corra的大力支持）邀请了THE REQUISITES——《必备》丛书（医学博士James Thrall编辑）的大部分作者，为他们所属的专业学科撰写《病例点评》。为了满足某些专业分支的需要，并保证各篇之间的连贯性及实用性，有的专业可能会有多卷丛书（如超声、介入和血管放射学以及神经放射学）。同时，我们会把《必备》系列丛书中生动的笔触和强调以放射科内容为基础的风格沿用到《病例点评》系列丛书中。在很多情况下，为把新方法和进展融入入选病例中，《必备》的作者邀请了新的合作作者。这么多作者参加编写《病例点评》系列丛书，我想这是他们致力于教育事业的具体体现。我希望《必备》的成功也会降临到《病例点评》丛书。就像《必备》一样涵盖每一个医学分支的精华部分，并且成功地迎合了市场的需求，我希望《病例点评》系列丛书能够成功地满足市场对实用的、备受关注的病例点评的热切渴求。

David M. Yousem，MD，MBA

序 言

由 Gautham Reddy 和 Robert Steiner 编著的最新版《心脏影像病例点评 106 例》非常及时。冠状动脉 CT 血管造影正由研究领域向临床应用过渡，甚至应用于急诊科的某些病例。放射科医师必须精通心脏的解剖，否则他们就要眼睁睁地看着这门技术旁落到心脏病学领域了。同时，心脏 MRI 已经更广泛地应用于形态学和生理学研究中，与传统核医学技术展开了竞争。我认为，放射学科必须在开发新技术和创新性介入技术中保持领先地位，以便继续维持其在心脏/心血管领域的主导地位。这意味着我们必须与临床医师一样精函解剖学和病理学。

Reddy 和 Steiner 博士已经收集了一系列的精彩病例，它们体现了各种影像设备的功能。同时，这些病例广泛涵盖了儿童和成人心血管疾病中的大量病种。我认为这是极具挑战性的工作，对于学员和从事各类心脏影像学的人员也是非常有价值的。我们向作者艰辛的劳动表示敬意。

《病例点评》系列丛书的原则是通过具有挑战性的、互动的方式回顾每个专业的病例。该系列的每一本书都是由浅入深的，以便读者评估自己对该专业的精通程度，并进行自我评价，以开展继续教育。因为书中的每个病例都是不同的，所以这是一部教科书，在生活和工作中随时都能拿起来学习和查阅。

我非常荣幸地欢迎《心脏影像病例点评 106 例》加入日益壮大的《病例点评》系列丛书大家庭。

David M. Yousem，MD，MBA

著者前言

我们编写本书的目的是为住院医师或实习医师提供一种以病例为基础的心血管放射学方面的学习、指导和复习资料。该书可用于准备美国放射学会放射诊断口试的心脏影像部分。而且，由于新技术的开发和目前放射学家和心脏学家对心脏影像的重视，该书可能具有特殊价值。

我们试图在本书中涵盖广泛领域的心血管病理学知识，其中许多都将在临床实践中频繁遇到。一些少见病例，也已囊括其中，因为这些病例突出了很重要的教学要点，或是因为影像学表现具有特征性，对于确诊至关重要。

这些病例可能包括平片、CT 或 MRI，一些病例应用了多种检查方法，包括延迟增强 MRI、速度编码电影 MRI 和 CT 血管成像等先进技术。

本书分为三部分："基础篇"包括相对浅显的病例；"提高篇"包括需要深层次分析及思考的病例；最后一篇——"挑战篇"中的病例，最具难度，其难度缘于影像学表现复杂、技术先进和极为罕见。

读者将会发现，本书是关于心脏影像的一部简明易懂的必备书籍。

Gautham P. Reddy，MD
Robert M. Steiner，MD

基础篇

病例 1 …………………………………………… 3	答案　主动脉夹层——斯坦福 A 型 ………… 26
答案　二尖瓣反流 ………………………… 4	答案　主动脉瘤破裂 ………………………… 26
病例 2 …………………………………………… 5	病例 16 ………………………………………… 27
答案　房间隔缺损 ………………………… 6	答案　心脏瓣膜修复术 …………………… 28
病例 3 …………………………………………… 7	病例 17 ………………………………………… 29
答案　心包积液 …………………………… 8	答案　左心室真性室壁瘤 ………………… 30
病例 4 …………………………………………… 9	病例 18 ………………………………………… 31
答案　主动脉缩窄 ………………………… 10	答案　钙化性心包炎 ……………………… 32
病例 5 ………………………………………… 11	病例 19 ………………………………………… 33
答案　肺水肿 ……………………………… 12	答案　二尖瓣狭窄 ………………………… 33
病例 6　病例 7 ……………………………… 13	病例 20 ………………………………………… 35
答案　主动脉夹层——斯坦福 B 型 ……… 14	答案　急性创伤性主动脉损伤 …………… 36
答案　主动脉反流——马方综合征 ……… 14	病例 21　病例 22 …………………………… 37
病例 8 ………………………………………… 15	答案　法洛四联症　二尖瓣环钙化 ……… 38
答案　室间隔缺损 ………………………… 16	病例 23　病例 24 …………………………… 39
病例 9 ………………………………………… 17	答案　右位主动脉弓伴迷走左锁骨下动脉 …… 40
答案　升主动脉瘤——主动脉环扩张 …… 18	答案　左心房血栓 ………………………… 40
病例 10　病例 11 …………………………… 19	病例 25 ………………………………………… 41
答案　左心室血栓　主动脉狭窄 ………… 20	答案　冠状动脉钙化 ……………………… 41
病例 12 ………………………………………… 21	病例 26 ………………………………………… 43
答案　漏斗胸 ……………………………… 22	答案　主动脉夹层——斯坦福 A 型伴心包积血 … 44
病例 13 ………………………………………… 23	病例 27 ………………………………………… 45
答案　左主动脉弓伴迷走右锁骨下动脉 … 24	答案　心包囊肿 …………………………… 46
病例 14　病例 15 …………………………… 25	

提高篇

病例 28　病例 29 …………………………… 49	答案　主动脉瓣感染性心内膜炎所致主动脉
答案　三尖瓣反流　心脏血管肉瘤 ……… 50	周围炎 …………………………………… 59
病例 30 ………………………………………… 51	病例 36 ………………………………………… 61
答案　上腔静脉综合征 …………………… 52	答案　法洛四联症的 MRI 表现 …………… 62
病例 31 ………………………………………… 53	病例 37 ………………………………………… 63
答案　慢性创伤性主动脉假性动脉瘤 …… 54	答案　巨大左心室真性室壁瘤 …………… 64
病例 32 ………………………………………… 55	病例 38 ………………………………………… 65
答案　永存左上腔静脉 …………………… 56	答案　左心房黏液瘤 ……………………… 66
病例 33 ………………………………………… 57	病例 39 ………………………………………… 67
答案　艾森门格综合征：房间隔缺损 …… 58	答案　法洛四联症伴肺动脉瓣缺如 ……… 68
病例 34　病例 35 …………………………… 59	病例 40 ………………………………………… 69
答案　左心室假性室壁瘤 ………………… 59	答案　主动脉假性缩窄 …………………… 70

目 录

病例 41 ………………………………………… 71
　答案　先天性肺动脉瓣狭窄 ………………… 72
病例 42 ………………………………………… 73
　答案　主动脉弓动脉瘤 ……………………… 74
病例 43 ………………………………………… 75
　答案　高安动脉炎 …………………………… 76
病例 44 ………………………………………… 77
　答案　永存左上腔静脉患者起搏器植入术后 … 78
病例 45 ………………………………………… 79
　答案　永存动脉干 …………………………… 80
病例 46 ………………………………………… 81
　答案　冠状动脉搭桥术后桥血管动脉瘤 …… 82
病例 47　病例 48 ……………………………… 83
　答案　缩窄性心包炎　心脏淋巴瘤 ………… 84
病例 49　病例 50 ……………………………… 85
　答案　心包积气　壁内血肿——斯坦福 B 型 … 86
病例 51　病例 52 ……………………………… 87
　答案　动脉导管未闭　扩张型心肌病 ……… 88
病例 53　病例 54 ……………………………… 89
　答案　心包转移癌 …………………………… 90
　答案　致心律失常性右室发育不良 ………… 90
病例 55　病例 56 ……………………………… 91
　答案　二尖瓣脱垂　主动脉窦瘤 …………… 92
病例 57　病例 58 ……………………………… 93
　答案　完全性肺静脉异位引流——III 型（膈下引流） ……………………………………… 94
　答案　肥厚型心肌病 ………………………… 94
病例 59 ………………………………………… 95
　答案　双主动脉弓 …………………………… 96
病例 60　病例 61 ……………………………… 97
　答案　部分性肺静脉异位引流 ……………… 98

答案　内脏转位伴右位心 ……………………… 98
病例 62 ………………………………………… 99
　答案　霉菌性假性动脉瘤 ………………… 100
病例 63　病例 64 …………………………… 101
　答案　房间隔脂肪瘤样肥厚 ……………… 102
　答案　冠状动脉狭窄 ……………………… 102
病例 65 ………………………………………… 103
　答案　镜像右位主动脉弓 ………………… 104
病例 66　病例 67 …………………………… 105
　答案　壁内血肿——A 型　心包血肿 …… 106
病例 68 ………………………………………… 107
　答案　心包淋巴瘤 ………………………… 108
病例 69 ………………………………………… 109
　答案　高安动脉炎——长节段主动脉缩窄 … 110
病例 70 ………………………………………… 111
　答案　异常右冠状动脉 …………………… 112
病例 71 ………………………………………… 113
　答案　完全性大动脉转位 ………………… 114
病例 72　病例 73 …………………………… 115
　答案　心包脂肪瘤　穿透性主动脉溃疡 … 116
病例 74　病例 75 …………………………… 117
　答案　钙化性左心室室壁瘤　心包囊肿 … 118
病例 76 ………………………………………… 119
　答案　弯刀综合征 ………………………… 120
病例 77 ………………………………………… 121
　答案　先天性部分心包缺损 ……………… 122
病例 78 ………………………………………… 123
　答案　继发于穿透性溃疡的假性动脉瘤 … 124
病例 79 ………………………………………… 125
　答案　异常左冠状动脉 …………………… 126

挑战篇

病例 80 ………………………………………… 129
　答案　嵴上型室间隔缺损 ………………… 130
病例 81 ………………………………………… 131
　答案　左心发育不全综合征——方丹分流术后 …………………………………… 132
病例 82 ………………………………………… 133
　答案　颈部主动脉弓 ……………………… 134
病例 83 ………………………………………… 135

答案　心包积液积气 ………………………… 136
病例 84 ………………………………………… 137
　答案　肺动脉闭锁合并室间隔缺损 ……… 138
病例 85 ………………………………………… 139
　答案　下腔静脉离断伴奇静脉扩张 ……… 140
病例 86　病例 87 …………………………… 141
　答案　心脏纤维瘤室间隔缺损及流量测定 … 142
病例 88 ………………………………………… 143

| 答案 法洛四联症修补术后肺动脉反流 ······ 144
病例 89 ··· 145
| 答案 主动脉缩窄和侧支血流量测定 ········ 146
病例 90 病例 91 ····································· 147
| 答案 渗出性缩窄性心包炎 ······················ 148
| 答案 致心律失常性右室发育不良伴右心室
室壁瘤 ·· 148
病例 92 ··· 149
| 答案 迷走左肺动脉 ································· 150
病例 93 ··· 151
| 答案 心脏血管瘤 ···································· 152
病例 94 ··· 153
| 答案 治疗后的肥厚型心肌病 ··················· 154
病例 95 ··· 155
| 答案 埃伯斯坦畸形 ································· 156
病例 96 ··· 157
| 答案 先天性校正型大动脉转位 ··············· 158
病例 97 病例 98 ····································· 159

| 答案 右肺动脉缺如 心肌灌注缺损 ········· 160
病例 99 ··· 161
| 答案 继发于主肺动脉间隔缺损（窗型）的
艾森门格综合征 ······························ 162
病例 100 ··· 163
| 答 案 右心室双出口 ······························ 164
病例 101 ··· 165
| 答 案 起自肺动脉的异常左冠状动脉 ····· 166
病例 102 ··· 167
| 答 案 主动脉弓离断搭桥术 ··················· 168
病例 103 病例 104 ································· 169
| 答 案 炎性缩窄性心包炎 十字交叉心脏 ····· 170
病例 105 病例 106 ································· 171
| 答 案 大动脉转位动脉复位术合并肺动脉受压
·· 172
| 答案 无活性心肌 ···································· 172

术语索引··· 173

基础篇

病例 1

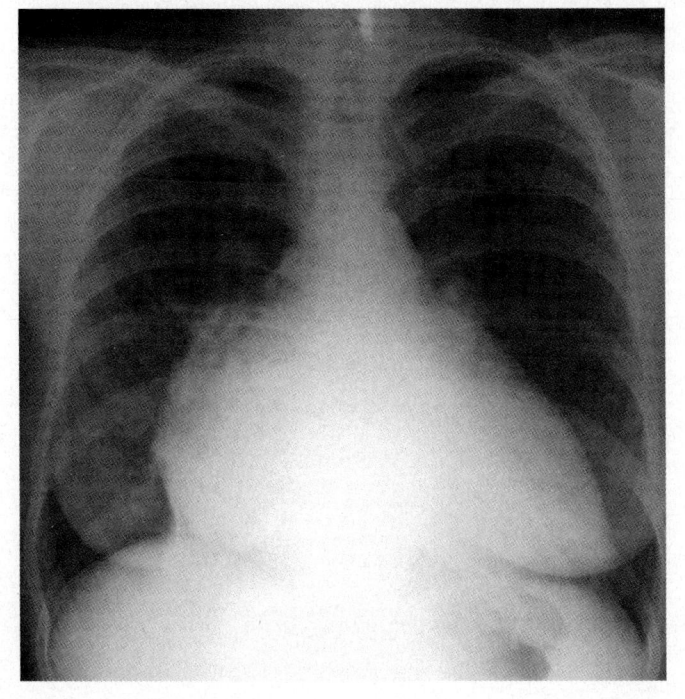
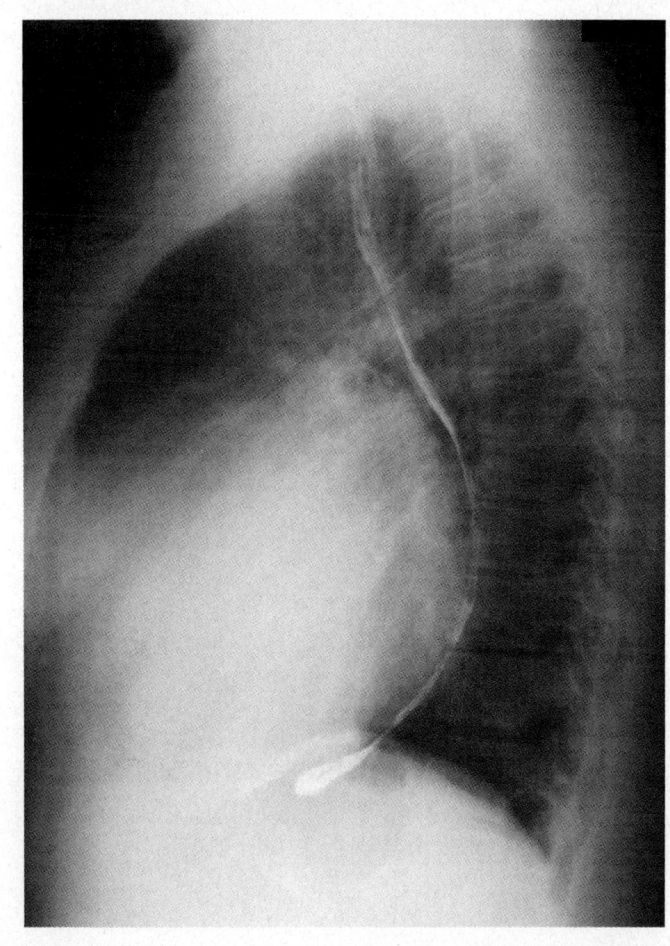

1. 哪个（些）心腔扩大？
2. 最可能的诊断是什么？
3. 导致乳头肌断裂最常见的原因是什么？
4. 急性风湿热主要引起哪种瓣膜病变？

答案

病例 1

二尖瓣反流

1. 左心房和左心室。
2. 二尖瓣反流。
3. 心肌的局部缺血或梗死。
4. 二尖瓣反流。

参考文献

Bonow RO, Cheitlin MD, Crawford MH, Douglas PS. Task Force 3: valvular heart disease. *J Am Coll Cardiol* 45:1334-1340, 2005.

相关参考文献

Cardiac Imaging: THE REQUISITES, 2nd edition, pp 180-184.

点 评

二尖瓣反流是由于二尖瓣附属结构包括瓣叶、腱索、乳头肌、瓣环和相邻的左心室壁的功能异常所引起的。导致二尖瓣反流的病变包括：缺血性心肌病、心肌梗死、乳头肌断裂、风湿性心脏病、心内膜炎和外伤。

根据病变急、慢性和严重程度不同，二尖瓣反流的胸片表现不同。严重的急性二尖瓣反流可导致肺静脉高压和肺泡水肿，而无明显心脏扩大。数日后，出现心脏扩大并出现间质性水肿。数周至数月后，左心房和左心室扩大，肺部改变不一。

超声心动图是评价二尖瓣反流严重程度的常用方法。MRI 检查用于量化反流分数。

病例 2

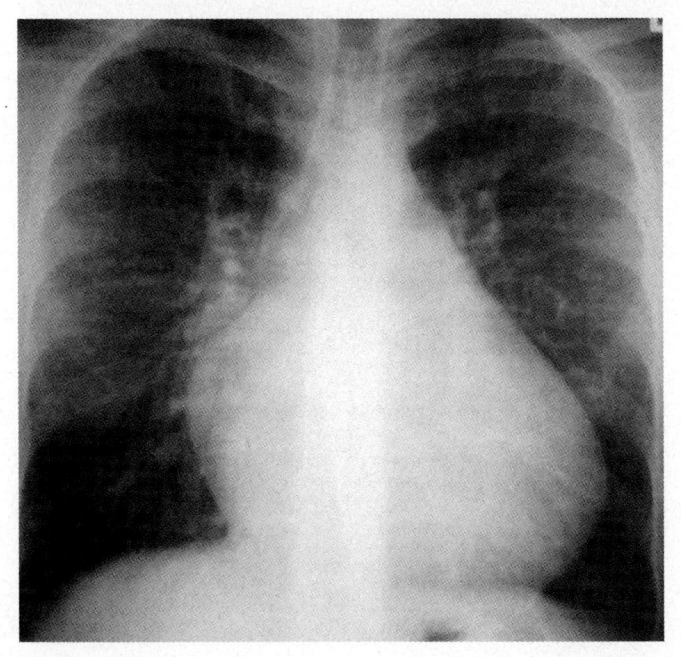
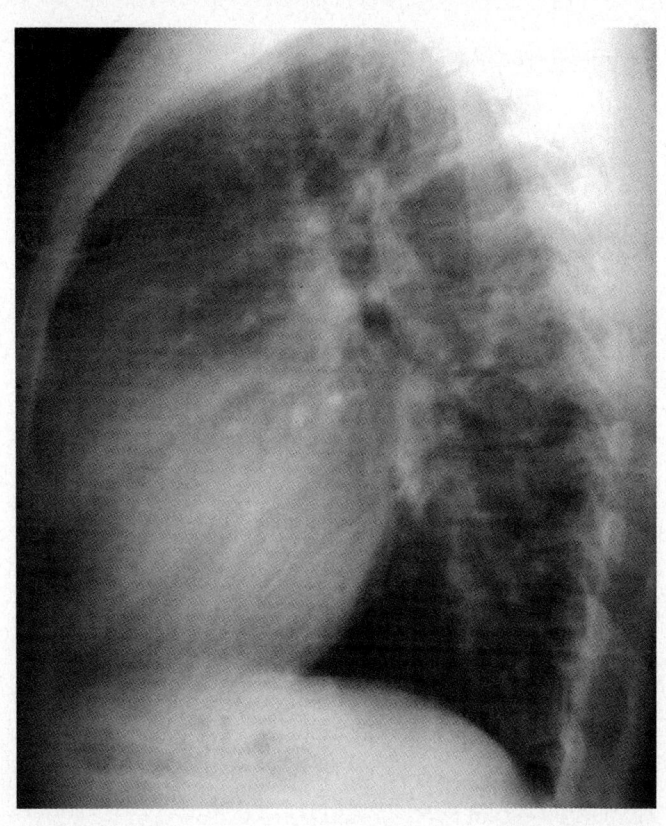

1. 图中有血管分流吗？
2. 左心房是否扩大？
3. 患者无发绀，最可能的诊断是什么？
4. 还有哪种心房水平的分流可以有这种表现？

答 案

病例 2

房间隔缺损

1. 有。
2. 否。
3. 房间隔缺损。
4. 部分性肺静脉异位引流。

参考文献
Wu JC, Child JS. Common congenital heart disorders in adults. *Curr Probl Cardiol* 29:641-700, 2004.

相关参考文献
Cardiac Imaging: THE REQUISITES, 2nd edition, pp 324-326.

点 评

胸片显示了分流血管，而左心房大小正常。对于无发绀的患者而言，最有可能的诊断是房间隔缺损（atrial septal defect，ASD）。

目前有几种类型的房间隔缺损，包括继发孔型、原发孔型和静脉窦型。继发孔型房间隔缺损最常见，并且也是成人左向右分流最常见的诊断。原发孔型房间隔缺损表现为房室间隔的缺损（以前称为心内膜垫缺损）。静脉窦型房间隔缺损与部分肺静脉异位引流相关。

尽管当分流量少时胸片可能表现为正常，但是肺部的血管通常增多（分流的血管）。在典型病例中，可见主肺动脉、周围肺血管分支以及右心房、右心室扩张。左心房不扩张是房间隔缺损与室间隔缺损和动脉导管未闭鉴别诊断的一个重要征象。部分性肺静脉异位引流是另一种心房水平分流，与房间隔缺损有相似的生理表现，并且与后者的胸片表现相似。

超声心动图可以诊断房间隔缺损的大小和位置。如果超声心动图对可疑房间隔缺损不能做出明确的诊断，可以做 MRI 以帮助诊断。

病例 3

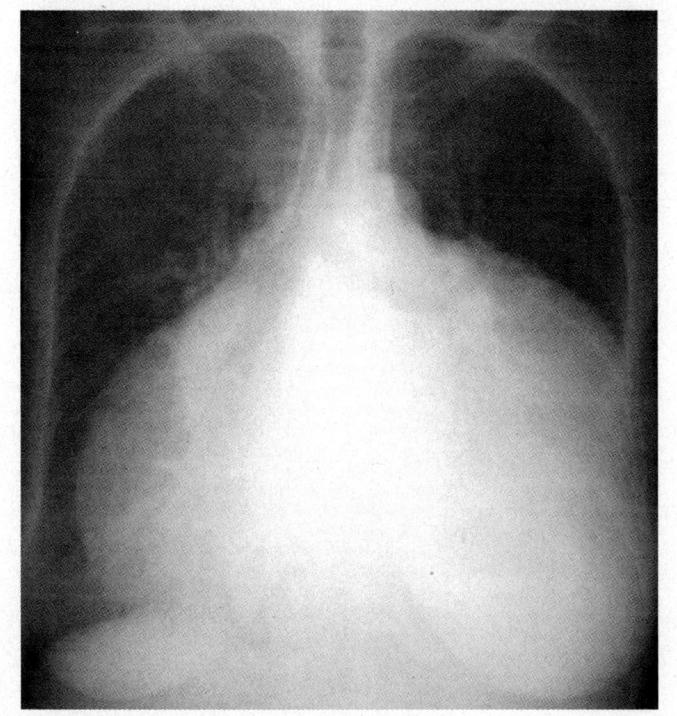
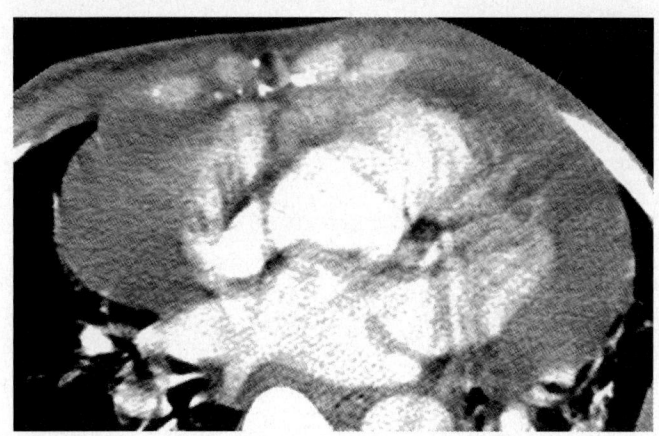

1. 普大型心脏的鉴别诊断是什么?
2. 诊断是什么?
3. 列举恶性心包积液的两种表现。
4. 奇脉提示了什么?

答 案

病例 3

心包积液

1. 三尖瓣反流、扩张型心肌病、心包积液。
2. 心包积液。
3. 心包结节、血性心包积液。
4. 心脏压塞。

参考文献

Breen JF. Imaging of the pericardium. *J Thoracic Imaging* 16:47-54, 2001.

相关参考文献

Cardiac Imaging: THE REQUISITES, 2nd edition, pp 203, 250-253.

点 评

胸片显示心脏轮廓明显扩大（普大型心），CT扫描显示大量心包积液。

胸片通常不能显示少量的心包积液。当心包积液增多时，由于心脏舒张受限和积液对心脏轮廓的挤压，心脏轮廓呈球状。因为心包积液能引起心脏轮廓扩大，所以通过胸片将其与扩张型心肌病相鉴别较困难。

心肌病与大量心包积液的一个鉴别征象是大量心包积液时肺门血管模糊，心肌病则不然。有时在侧位片可以看到心包积液在心包脂肪与心包下脂肪之间形成一个不透明带，称为"脂肪垫"征。尽管这是特异性征象，但是它对心包积液的敏感性有限。

对于心包积液的诊断，超声心动图比平片有更高的敏感性。当临床或放射检查怀疑心包积液时，可通过超声心动图确诊。CT和MRI也能显示心包积液并且能够帮助诊断血性积液和心包结节，这些征象提示为恶性积液。

病例 4

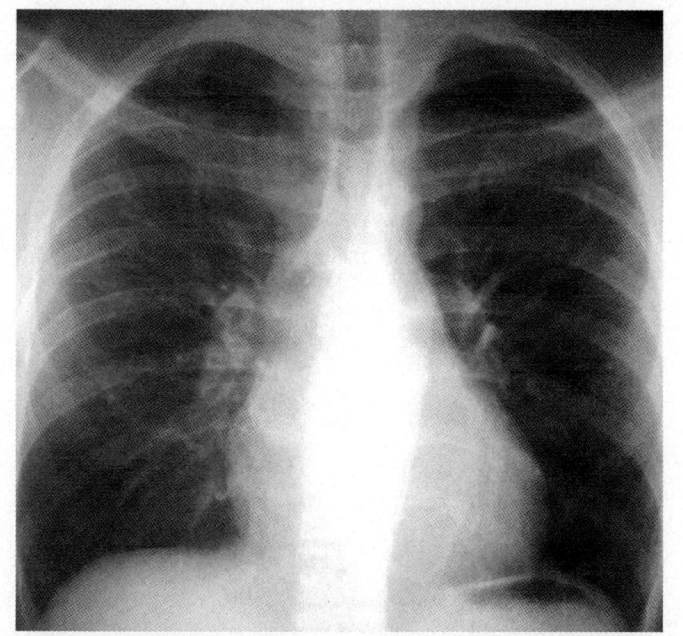

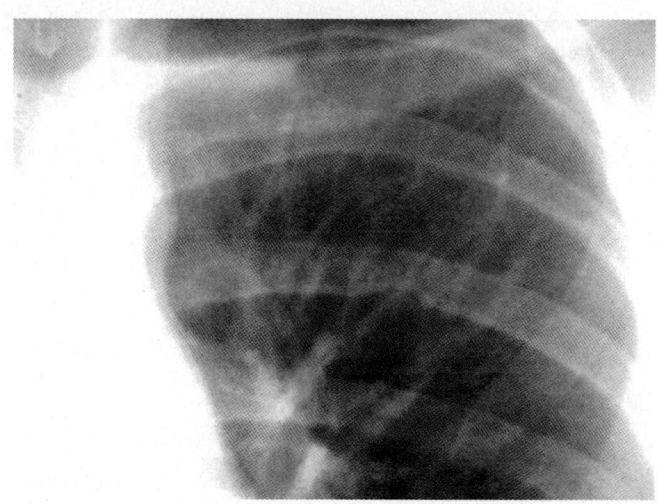

后前位放大胸片

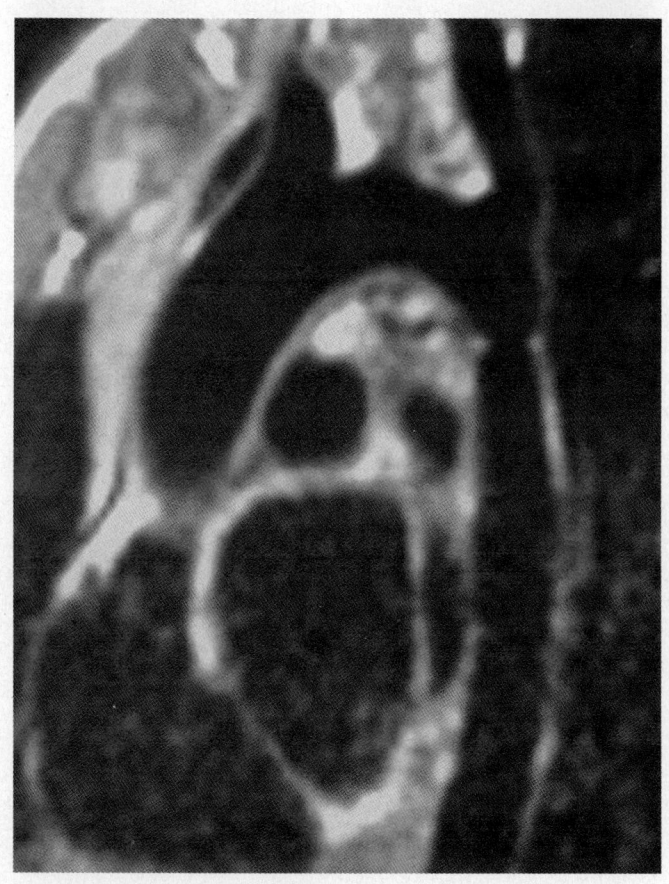

斜矢状位自旋回波 MR 成像

1. 哪种征象提示主动脉轮廓异常？
2. 图中显示了何种肋骨异常？
3. 诊断是什么？
4. 列举诊断该病时 MRI 相对于血管成像的 4 个优势。

病例 4

主动脉缩窄

1. "3字"征。
2. 肋骨切迹。
3. 主动脉缩窄。
4. 无创、避免电离辐射、不需要碘造影剂、可测量侧支血流。

参考文献

Reddy GP, Higgins CB. Magnetic resonance imaging of congenital heart disease: evaluation of morphology and function. *Semin Roentgenol* 38:342-351, 2003.

相关参考文献

Cardiac Imaging: THE REQUISITES, 2nd edition, pp 414-422.

点 评

婴幼儿期可以表现为动脉导管前缩窄并导致充血性心力衰竭。婴幼儿期后，不连续的动脉导管旁缩窄是最常见的类型。动脉导管旁和动脉导管后缩窄的患者在查体时有高血压或上肢血压不对称。

胸片可显示特征性的主动脉弓轮廓异常，即"3字"征，正如此例患者，为主动脉结上、下方的两个隆起。在较大儿童或成人可出现两侧对称性的肋骨切迹。

MRI现在已成为外科修补术或球囊血管成形术前后评估主动脉缩窄的重要手段。因为MRI是无创的，并且能够提供完整的主动脉缩窄解剖和功能的评估，所以通常可代替诊断性血管造影。MRI可以很好地显示缩窄患者的主动脉狭窄情况。

病例 5

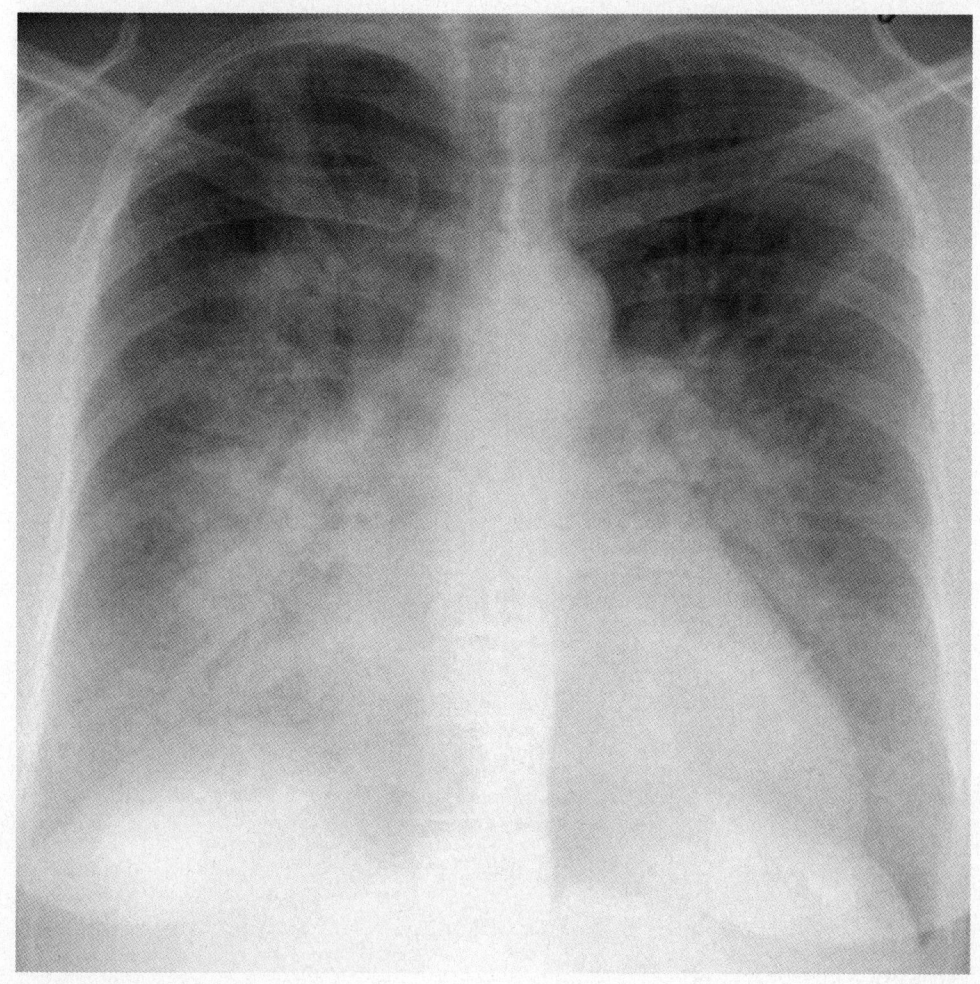

1. 肺内斑片影是如何分布的？
2. 最可能的诊断是什么？
3. 列举肺水肿的3种放射学征象。
4. 列举充血性心力衰竭的3种放射学征象。

答案

病例 5

肺水肿

1. 两侧肺门周围（"蝴蝶状"）。
2. 肺水肿。
3. 克氏 B 线、不透光区和（心源性水肿）扩张的肺血管。
4. 肺水肿、心脏扩大和胸腔积液。

参考文献

Morgan PW, Goodman LR. Pulmonary edema and adult respiratory distress syndrome. *Radiol Clin North Am* 29:943-963, 1991.

相关参考文献

Cardiac Imaging: THE REQUISITES, 2nd edition, pp 27-32.

点评

胸片显示肺门旁斑片状影伴肺外带血管稀少，即"蝴蝶"状，是心源性肺水肿特征性的表现。

肺水肿与血流和血压有关或只与血压有关。肺静脉压力升高继发于左心室衰竭、二尖瓣狭窄和其他导致肺动脉血管床血管阻塞的疾病。当压力升高至 12~18mmHg 时，肺血流重新分配到上叶，在胸片上表现为扩张的上叶血管（上部集中）。当肺静脉压力升高至 18mmHg 以上时，会发生肺间质水肿。细而水平的小叶间隔线被称为克氏 B 线，可在胸片的肺底部看到。当肺静脉压力升高至 25mmHg 以上时，肺泡水肿加剧，胸片显示斑片状影累及肺中心区，可表现为"蝴蝶"状。

如果肺水肿与充血性心力衰竭有关，心脏轮廓将扩大并且在胸片上可看到胸腔积液。

病例 6

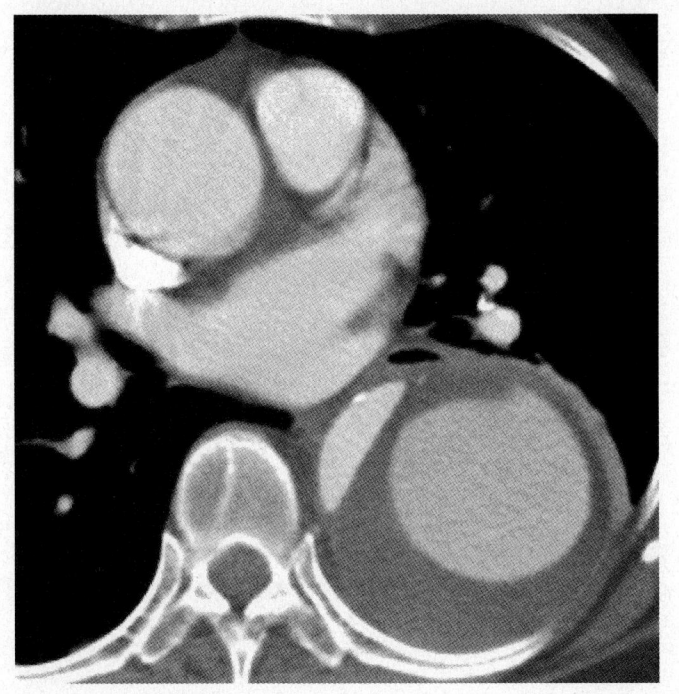
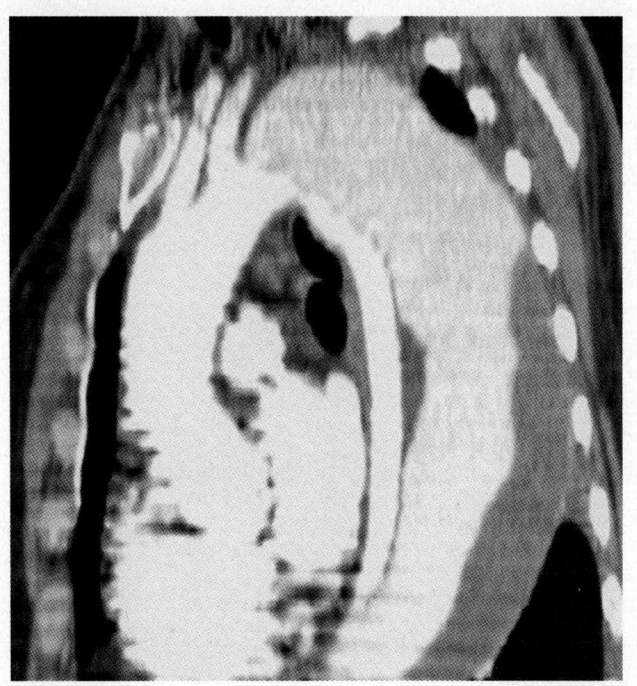

CT 多平面重建影像

1. 诊断是什么？
2. 何谓斯坦福 B 型夹层？
3. 列举一些重要的主动脉夹层的原因。
4. 该疾病需要外科手术吗？

病例 7

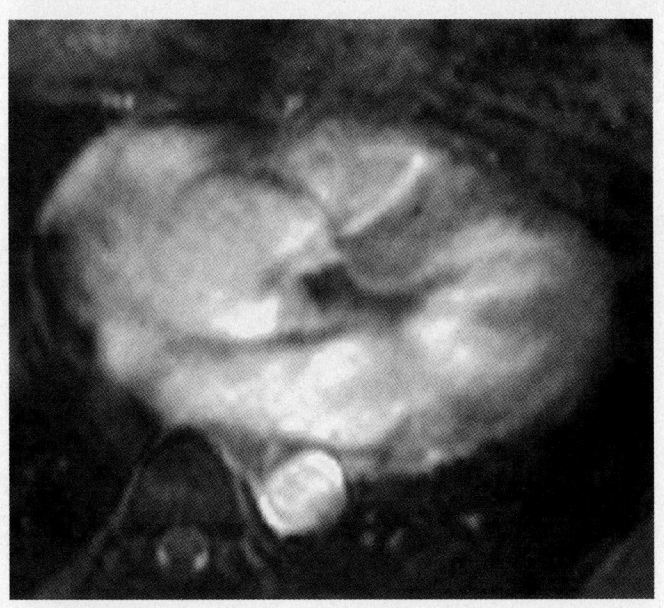

1. 诊断是什么？
2. 图中显示的是哪种 MRI 序列影像？
3. 对于患有马方综合征的患者，这种病变的病因是什么？
4. 与马方综合征有关的其他瓣膜病变有哪些？

答案

病例 6

主动脉夹层——斯坦福 B 型

1. 主动脉夹层，斯坦福 B 型。
2. 夹层只累及左锁骨下动脉起始部远端的降主动脉。
3. 高血压、动脉环扩张、二叶主动脉瓣、动脉瘤、脉管炎、外伤。
4. 不需要。

参考文献

Rubin GD. CT angiography of the thoracic aorta. *Semin Roentgenol* 38:115-134, 2003.

相关参考文献

Cardiac Imaging: THE REQUISITES, 2nd edition, pp 371-380.

点评

主动脉夹层是由于内膜撕裂造成的主动脉壁的分离。血液通过内膜撕裂处进入动脉壁，延展到中膜的近端和远端，代替内在的内膜。尽管有时假腔被栓塞，但是典型的表现是真腔与假腔同时有血流。

主动脉夹层最常见的易患因素是高血压。其他病因包括主动脉环扩张（与结缔组织病有关，如马方综合征、埃-当综合征）、二叶主动脉瓣、主动脉瘤和动脉炎。

主动脉夹层分为斯坦福 A 型（累及升主动脉）和 B 型（累及左锁骨下动脉起始部远端的降主动脉）。De Bakey 分类系统将夹层分为三型：Ⅰ型累及升主动脉并且延展到降主动脉；Ⅱ型只累及升主动脉；Ⅲ型只累及降主动脉，并到达左侧锁骨下动脉起始处。

CT 诊断主动脉夹层的准确性很高。MRI 有相似的准确性，可代替 CT，特别是在 CT 禁忌或在慢性夹层的病例。经食管超声心动图可以用于诊断，但其特异性低于 CT 或 MRI。

病例 7

主动脉反流——马方综合征

1. 主动脉反流。
2. 电影 MRI。
3. 主动脉环扩张或小叶脱垂。
4. 二尖瓣和三尖瓣脱垂、肺动脉反流。

参考文献

Bonow RO, Cheitlin MD, Crawford MH, Douglas PS. Task Force 3: valvular heart disease. *J Am Coll Cardiol* 45:1334-1340, 2005.

相关参考文献

Cardiac Imaging: THE REQUISITES, 2nd edition, pp 169-174.

点评

电影 MRI 显示血流从主动脉瓣喷射入左心室，提示主动脉反流。

马方综合征引起主动脉环扩张。主动脉环扩张和小叶的脱垂导致主动脉反流。主动脉环扩张的其他并发症包括动脉夹层和动脉破裂。马方综合征也与二尖瓣及三尖瓣的脱垂有关。

胸片显示，升主动脉和左心室扩张。慢性、严重的反流可引起整个胸主动脉扩张。马方综合征患者可以表现为漏斗胸畸形和脊柱侧凸。

超声心动图可估计反流量。MRI 可用来估计主动脉的粗细、扩张的程度和量化反流严重程度。

严重反流的患者需要实施瓣叶置换术，当主动脉直径大于 5cm 时，瓣叶手术可以和升主动脉置换术同时进行。

（王东红译　李健校）

病例 8

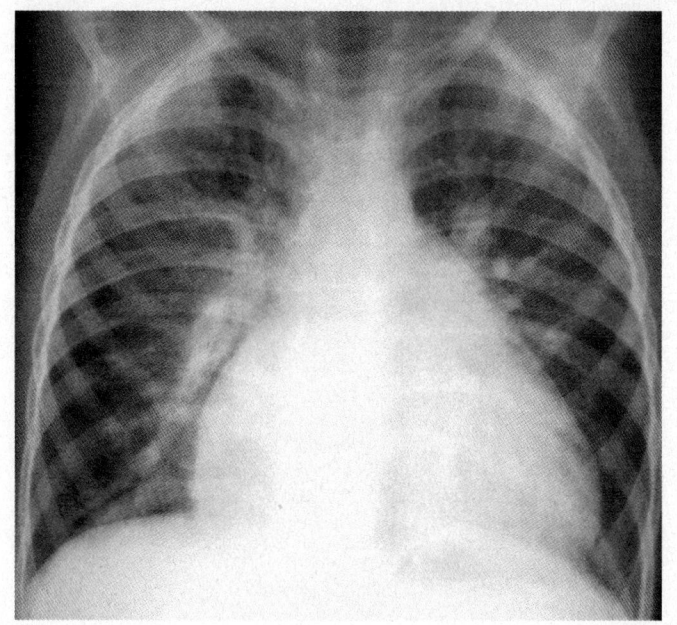
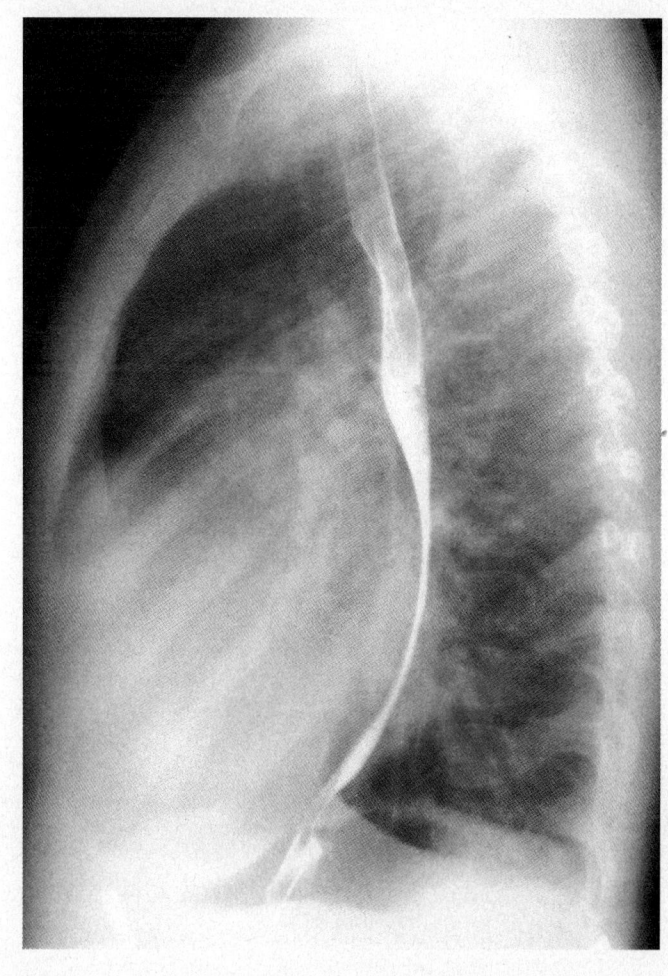

1. 是否存在分流？
2. 左房扩大吗？
3. 主动脉弓扩张吗？
4. 在无发绀的患者，最可能的诊断是什么？

答案

病例 8

室间隔缺损

1. 是。
2. 是。
3. 无扩张。
4. 室间隔缺损。

参考文献

Higgins CB. Radiography of congenital heart disease. In Webb WR, Higgins CB, editors: *Thoracic imaging: pulmonary and cardiovascular radiology*. Philadelphia, 2005, Lippincott Williams & Wilkins, pp 679-706.

相关参考文献

Cardiac Imaging: THE REQUISITES, 2nd edition, pp 331-334.

点评

胸片显示心影增大和分流血管（血管增多）。左房扩大，显示分流超过心房水平分流量。主动脉结大小正常，无发绀，患者最可能的诊断为室间隔缺损。动脉导管未闭常引起主动脉结增大。

如果室间隔缺损范围小，胸片通常显示正常。如果左向右的分流量大，胸片可看到分流的血管，主肺动脉、双室和左房均扩大。

超声心动图通常可以显示缺损部位和大小。有些患者需要行 MRI 来显示并发畸形或鉴别超声心动图显示困难的病变（如嵴上型室缺）。速度-编码相位对比电影 MRI 可用于测量肺-体循环血流量比率，此比率是评估分流严重程度的指标。

病例 9

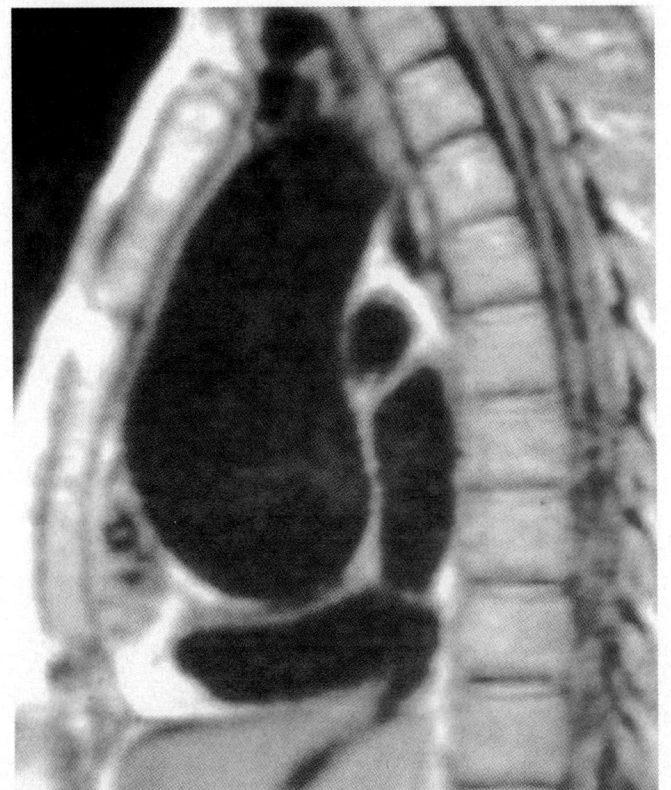

矢状位自旋回波 MR 成像

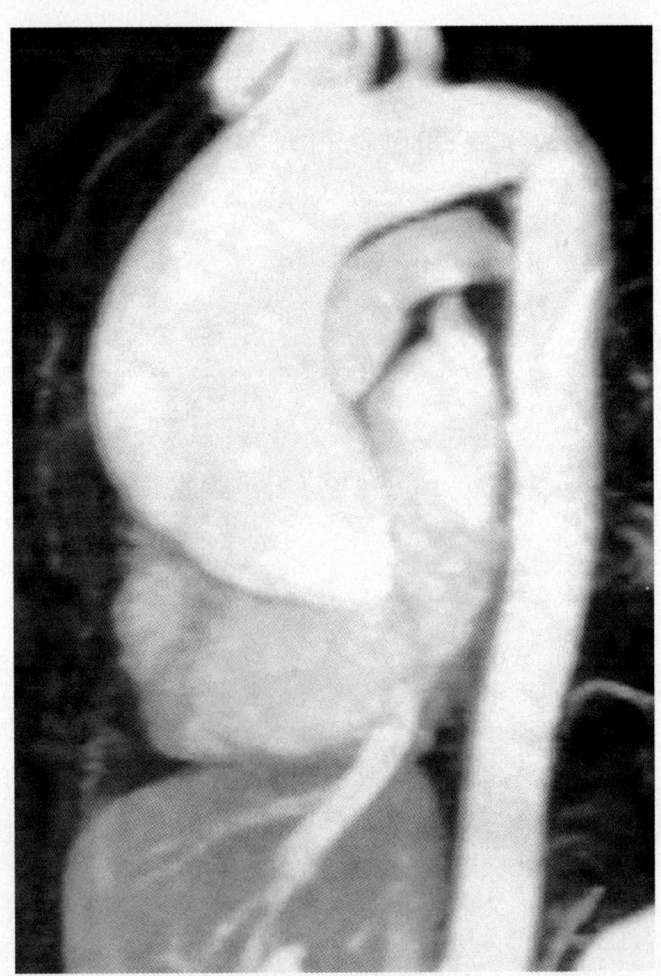

增强 MRI 血管成像最大密度投影影像

1. 显示哪种 MRI 序列?
2. 诊断是什么?
3. 列举与此相关的两种疾病。
4. 列举该病的 3 个并发症。

病例 9

升主动脉瘤——主动脉环扩张

1. 自旋回波（黑血）MRI 和钆增强 MRA（磁共振血管成像）。
2. 主动脉环扩张。
3. 马方综合征和埃-当综合征。
4. 主动脉夹层动脉瘤、主动脉破裂、主动脉反流。

参考文献

Reddy GP, Higgins CB. MR imaging of the thoracic aorta. *Magn Reson Imaging Clin N Am* 8:1-15, 2000.

相关参考文献

Cardiac Imaging: THE REQUISITES, 2nd edition, pp 377, 380-382.

点评

　　MRI 显示主动脉根部及升主动脉增粗，这是主动脉环扩张的特征表现。这种情况下主动脉扩张可能止于动脉导管连接部或延伸到整个升主动脉，称之为"郁金香球"征。主动脉环扩张原发或继发于马方综合征或埃-当综合征相关中膜囊性坏死。

　　主动脉环扩张的并发症包括主动脉夹层动脉瘤、主动脉破裂、主动脉反流。通常，主动脉直径大于 6 厘米时必须手术。在主动脉环扩张的患者，主动脉直径达 5 厘米时，破裂的风险极大，也可能需要手术修补。

病例 10

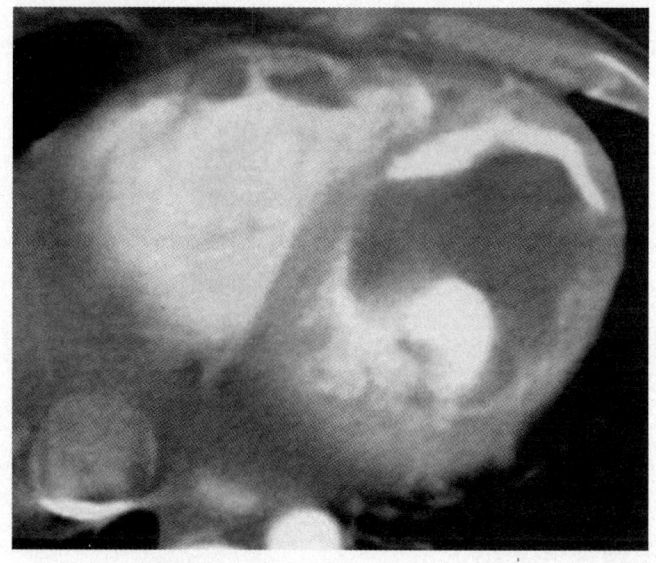

1. 心脏内最常见的肿块是什么？
2. 此肿块强化吗？
3. 最可能的诊断是什么？
4. 鉴别肿块与血栓，特异的影像学检查方法是什么？

病例 11

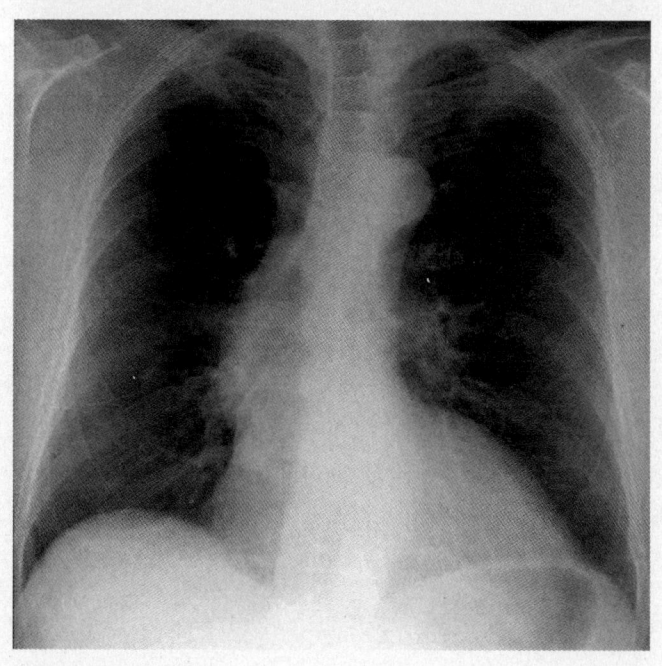
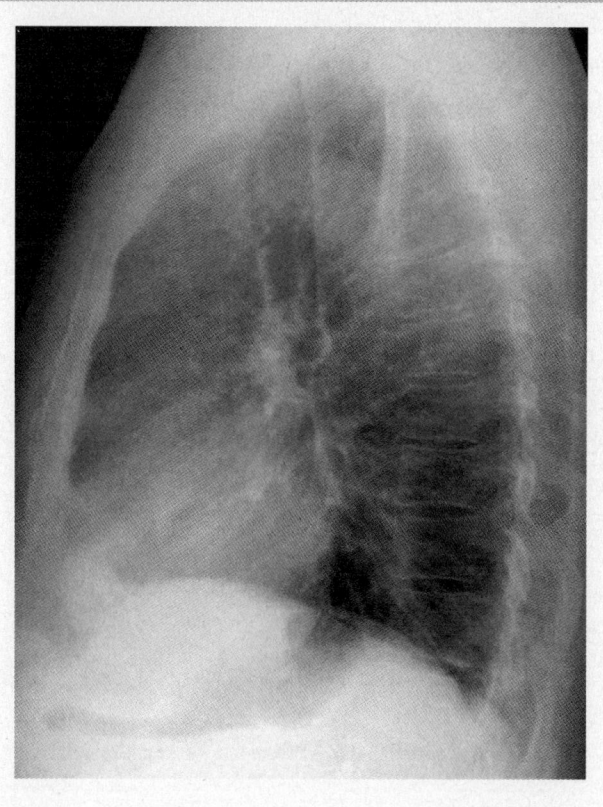

1. 哪组瓣膜异常？
2. 诊断是什么？
3. 该疾病最常见的病因是什么？
4. 通过瓣膜的血流峰值速度为 3 米/秒，跨瓣压差是多少？

答案

病例 10

左心室血栓

1. 血栓。
2. 不。
3. 血栓。
4. MRI。

参考文献

Tatli S, Lipton MJ. CT for intracardiac thrombi and tumors. *Int J Cardiovasc Imaging* 21:115-131, 2005.

相关参考文献

Cardiac Imaging: THE REQUISITES, 2nd edition, pp 268-270.

点评

增强 CT 扫描显示左心室内有一个巨大的无强化肿块。虽然没有室壁瘤时，左心室血栓很少见，但是，肿块无明显强化证明肿块是血栓。患者有凝血机制紊乱，血栓可能在原位形成。

血栓是最常见的心内或心旁肿块。在心脏或心旁肿瘤中，继发性肿瘤的发生率是原发性肿瘤的 40 倍。继发性肿瘤通过直接蔓延（最常见的为淋巴瘤或肺癌、乳腺癌的淋巴结转移）或血行播散（最常见的为肺癌或乳腺癌、黑色素瘤）累及心脏。心脏原发性良性肿瘤包括黏液瘤、脂肪瘤和横纹肌瘤（与结节硬化有关）。原发恶性肿瘤包括血管肉瘤和横纹肌肉瘤。

MRI 是鉴别肿瘤与血栓的最准确的影像学手段。注入钆螯合物造影剂后，肿瘤均匀或混杂强化，血栓不强化。行梯度回波（gradient-echo, GRE）MRI，肿瘤显示中等信号，血栓显示低信号，但黏液瘤常显示低信号。

病例 11

主动脉狭窄

1. 主动脉瓣。
2. 主动脉狭窄。
3. 二叶主动脉瓣。
4. 36mmHg。

参考文献

Bonow RO, Cheitlin MD, Crawford MH, Douglas PS. Task Force 3:valvular heart disease. *J Am Coll Cardiol* 45:1334-1340, 2005.

相关参考文献

Cardiac Imaging: THE REQUISITES, 2nd edition, pp 159-165.

点评

胸片显示主动脉瓣钙化，提示瓣膜狭窄。钙化在侧位片显示明显。升主动脉右侧凸出继发于狭窄后扩张。

单纯主动脉瓣狭窄最常继发于先天性主动脉二叶瓣。风湿性心脏病是主动脉狭窄的另一个重要原因。

主动脉瓣轻、中度狭窄引起左心室肥厚。左心室边缘圆钝或心尖上翘，心尖上翘继发于左心室向心性肥厚。严重的主动脉瓣狭窄导致左室和左房肥厚和扩大。由于狭窄后扩张，升主动脉轮廓右凸。CT 可显示瓣膜退行性变而形成的钙化，严重钙化时胸片也可显示。

跨瓣压差可用简化的 Bernoulli 方程 $\triangle P=4v^2$ 进行计算，其中 P 为压力，单位为 mmHg；v 表示最大流速，单位为 m/s。最大流速可由超声心动图或速度-编码相位对比电影 MRI 测得。

病例 12

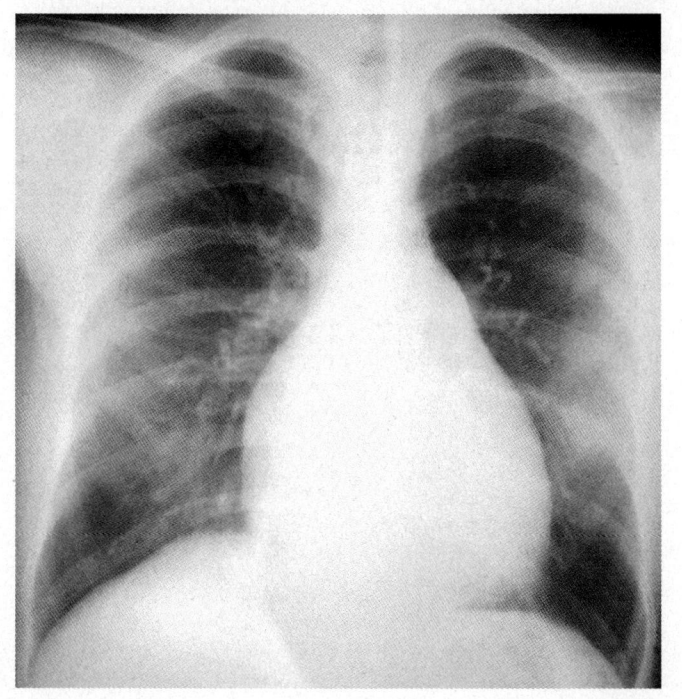
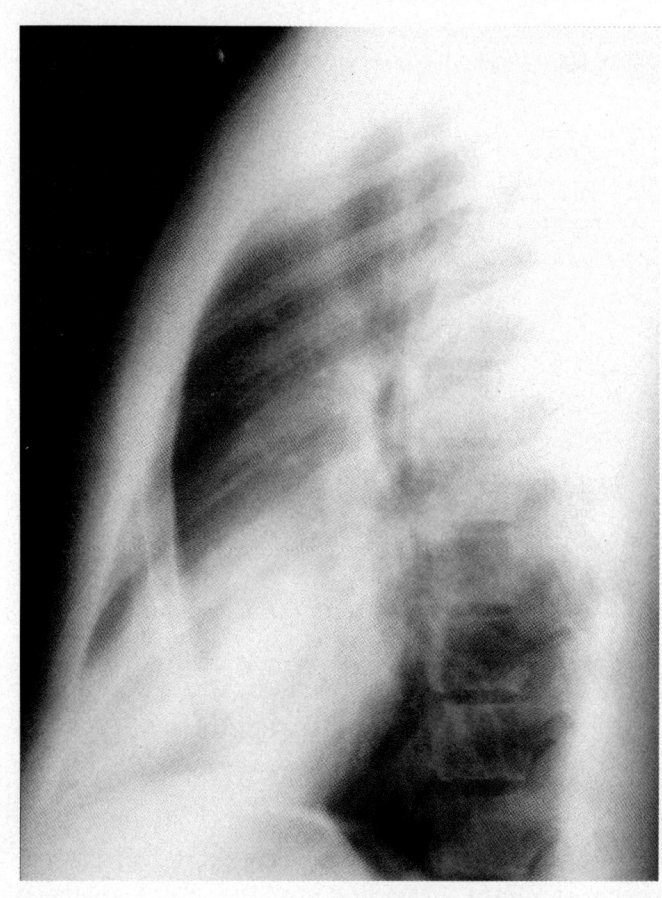

1. 胸骨向哪个方向移位?
2. 心脏向哪个方向移位?
3. 诊断是什么?
4. 列举出至少一种与这种情况有关的疾病。

答案

病例 12

漏斗胸

1. 向后。
2. 向左。
3. 漏斗胸。
4. 马方综合征、埃-当综合征、高胱氨酸尿、亨特-胡尔勒综合征、二尖瓣脱垂。

参考文献

Ellis DG. Chest wall deformities in children. *Pediatr Ann* 18:161-165, 1989.

相关参考文献

Cardiac Imaging:THE REQUISITES,2nd edition,p382.

点 评

平片显示胸骨凹陷，胸骨后移，心脏左移。胸骨凹陷与很多疾病相关，包括马方综合征、埃-当综合征、高胱氨酸尿、亨特-胡尔勒综合征和二尖瓣脱垂。

这种情况可引起心悸、心动过速、呼吸困难和心功能降低。然而，心脏和大血管很少受压，虽然胸片显示心脏明显扩大（误导的假象），但不一定存在心脏疾病。

病例 13

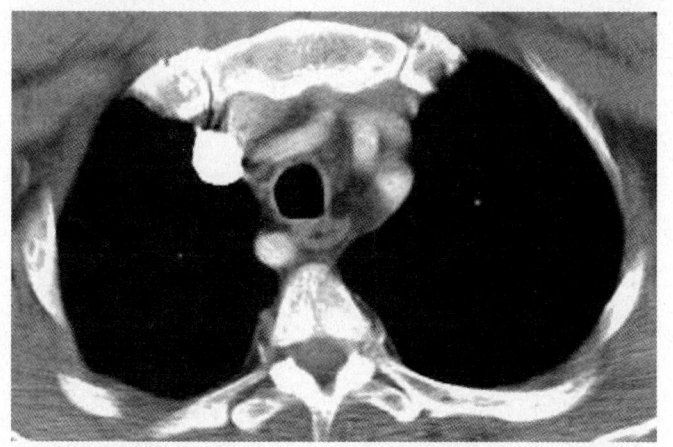
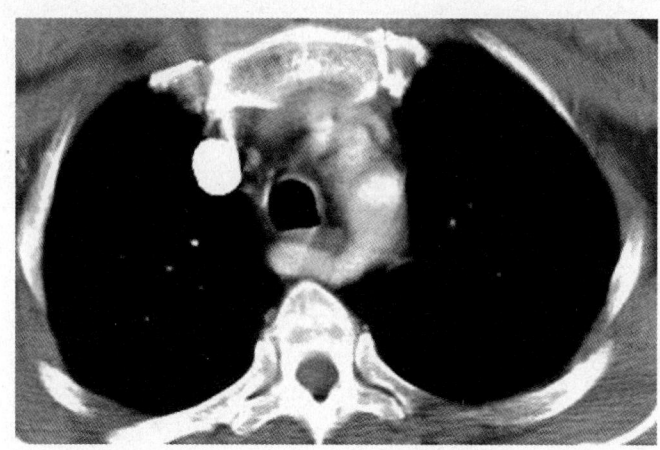
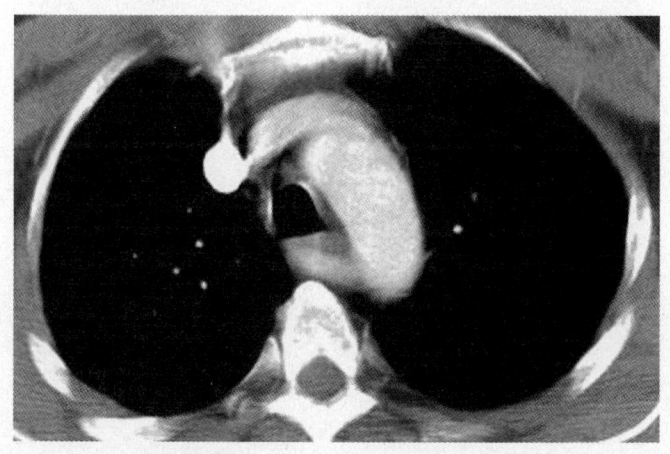

1. 显示的是哪种主动脉弓畸形？
2. 通常这种畸形有症状吗？
3. 这是一种血管环吗？
4. 这种畸形的发生率是多少？

答案

病例 13

左主动脉弓伴迷走右锁骨下动脉

1. 左主动脉弓伴迷走右锁骨下动脉。
2. 无症状。
3. 不是。
4. 0.5%。

参考文献

Harms J, Vogel T, Ennker J, Felix R, Hetzer R. Diagnostic evaluation and surgical management of the aberrant right subclavian artery. *Bildgebung* 61:299-303, 1994.

相关参考文献

Cardiac Imaging: THE REQUISITES, 2nd edition, pp 406-407.

点 评

CT 扫描显示左位主动脉弓。迷走右锁骨下动脉位于食管后方。

左主动脉弓伴迷走右锁骨下动脉是一种正常变异，发病率为 1/200。这种畸形不是一种血管环，因为动脉韧带在左侧，而且右侧未构成血管环的结构。由于这种畸形不是一种血管环，故对气管和食管无压迫，患者很少有症状。迷走右锁骨下动脉在起始部可能扩张，这种扩张就是众所周知的 Kommerell 憩室。迷走右锁骨下动脉走行于食管后方。

这种畸形通常在 CT 或钡餐检查中偶然发现，显示为食管后方的轻压迹。

病例 14

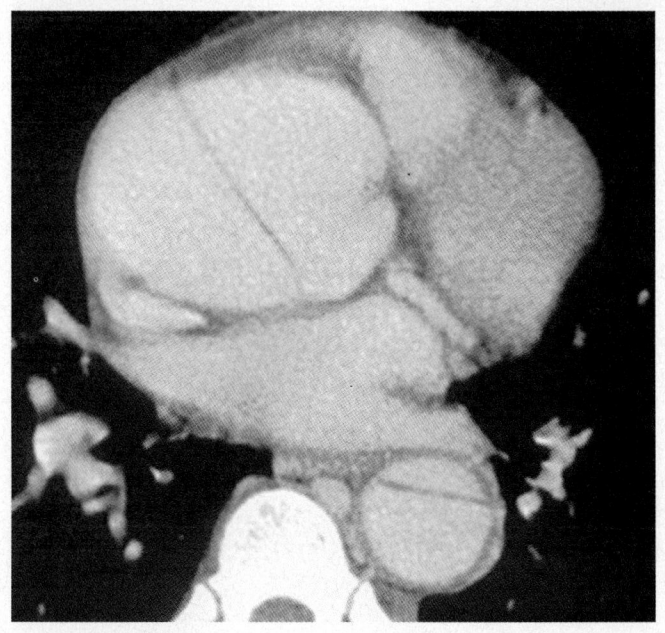

1. 诊断是什么？
2. 斯坦福 A 型夹层指的是什么？
3. 列举该病变的 4 种致命的并发症。
4. 如何治疗？

病例 15

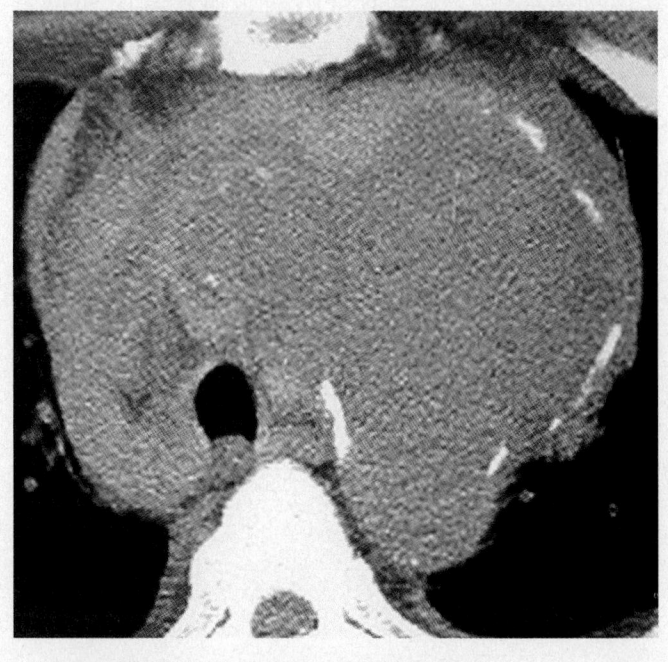 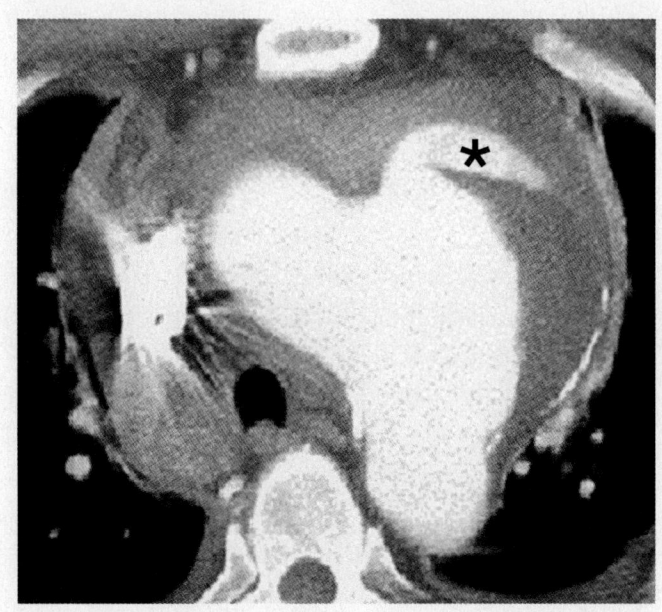

1. CT 平扫影像中纵隔内高密度物是什么？
2. 增强 CT 扫描影像中，标有星号（*）的部位代表什么？
3. 诊断是什么？
4. 主动脉管径为多少时出现并发症的风险较高？

答案

病例 14

主动脉夹层——斯坦福 A 型

1. 主动脉夹层，斯坦福 A 型。
2. 夹层累及升主动脉，可延伸至降主动脉。
3. 冠状动脉夹层、颈动脉夹层、心包出血和填塞、主动脉瓣破裂和急性主动脉瓣反流。
4. 手术治疗。

参考文献

Rubin GD. CT angiography of the thoracic aorta. *Semin Roentgenol* 38:115-134, 2003.

相关参考文献

Cardiac Imaging: THE REQUISITES, 2nd edition, pp 371-380.

点 评

主动脉夹层是由于动脉内膜破裂而造成的动脉壁分离。通常血液既在真腔也在假腔中流动，尽管假腔有时候形成血栓。

主动脉夹层最常见的易患因素是高血压。其他病因包括主动脉环扩张（与结缔组织异常相关，如马方综合征或埃-当综合征）、二叶主动脉瓣、主动脉瘤和动脉炎。

主动脉夹层可分为斯坦福 A 型（累及升主动脉）和 B 型（仅累及左锁骨下动脉起始部远端的降主动脉）。

斯坦福 A 型夹层有 4 种主要的致命并发症：冠状动脉夹层致心肌梗死、颈动脉夹层致脑卒中、心包出血导致心脏压塞以及主动脉瓣破裂引起急性主动脉反流。由于这些潜在并发症，A 型夹层的患者通常需要手术治疗；与之相反，B 型夹层的患者通常进行内科治疗，包括降压药物治疗。

CT 对主动脉夹层的诊断有较高的准确性。MRI 诊断的准确性相似，可代替 CT，尤其是当 CT 检查有禁忌证或是慢性夹层时，可选择 MRI 检查。经食管超声心动图有助于诊断，但与 CT 和 MRI 相比特异性较低。

（韩义译 高竟生校）

病例 15

主动脉瘤破裂

1. 血肿。
2. 穿透性溃疡。
3. 主动脉弓动脉瘤破裂。
4. 6cm。

参考文献

Reddy GP, Higgins CB. MR imaging of the thoracic aorta. *Magn Reson Imaging Clin N Am* 8:1-15, 2000.

相关参考文献

Cardiac Imaging: THE REQUISITES, 2nd edition, pp 398-401.

点 评

CT 平扫显示主动脉弓处巨大的囊状动脉瘤（箭头所示）和纵隔内高密度影，提示为血肿。增强 CT 扫描显示动脉瘤内有较多的动脉粥样硬化斑块，还有一个穿透性溃疡（*）。这符合主动脉破裂的表现。

主动脉直径超过 5 厘米即为动脉瘤。主动脉最大直径是评估动脉瘤破裂风险的重要依据。如果直径≥6cm，短期内破裂的风险大于 30%。

主动脉粥样硬化溃疡，破坏内膜并累及中层形成穿透性溃疡，可引起血管壁内出血（壁内血肿）并沿中层蔓延，有时可形成主动脉夹层或破裂。

动脉瘤破裂的 CT 征象包括主动脉壁内、胸膜腔、心包或者纵隔内可见密度增高影；主动脉后壁或与相邻椎体壁边界模糊，称为"主动脉淹没"征，提示破裂的早期，为可控制阶段。MRI 证实主动脉周围或纵隔血肿对明确诊断动脉瘤破裂很重要。在自旋回波序列影像中，出血后的最初几小时，血肿表现为高信号或中等信号。

病例 16

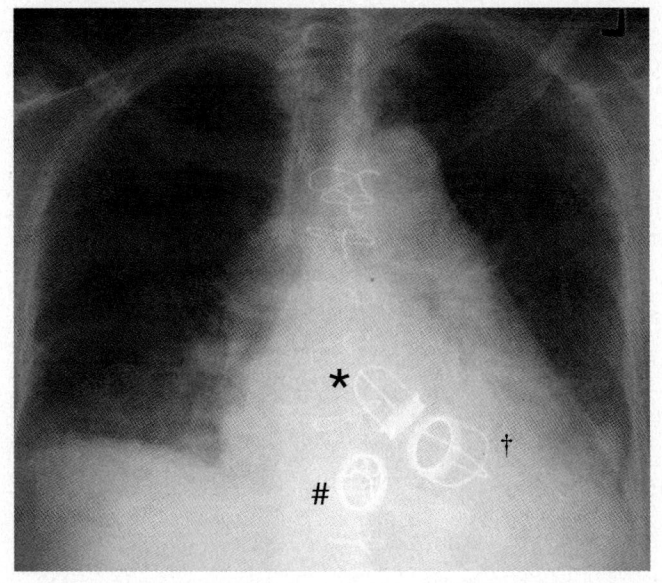
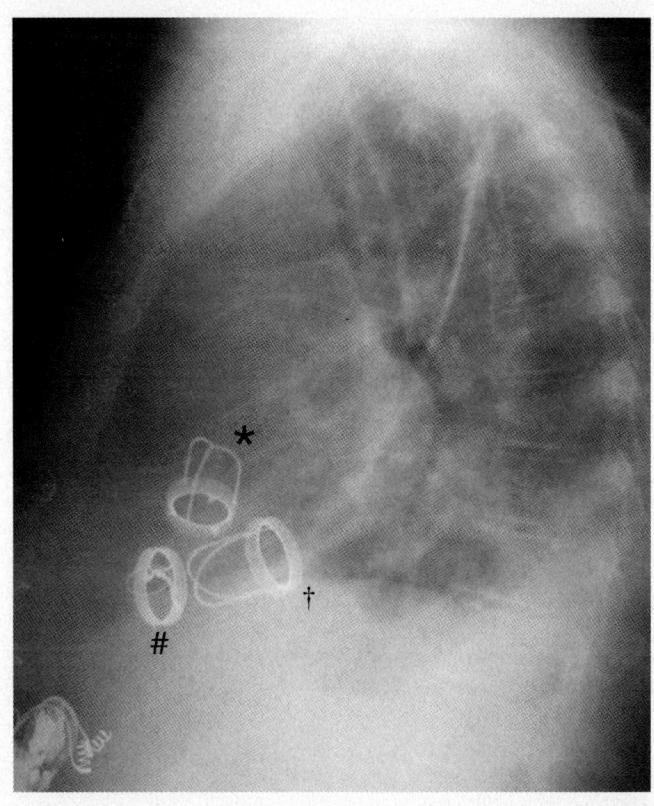

1. ＊号代表哪组瓣膜？
2. †号代表哪组瓣膜？
3. #号代表哪组瓣膜？
4. 联合瓣膜病最常见的病因是什么？

病例 16

心脏瓣膜修复术

1. 主动脉瓣。
2. 二尖瓣。
3. 三尖瓣。
4. 风湿热。

参考文献

Steiner RM, Mintz G, Morse D, et al. The radiology of cardiac valve prostheses. *Radiographics* 8:277-298, 1988.

相关参考文献

Cardiac Imaging: THE REQUISITES, 2nd edition, pp 64-66, 173-174, 184.

点 评

胸片显示机械瓣膜代替主动脉瓣、二尖瓣和三尖瓣。

风湿性心脏病是 3 组瓣膜病最常见的原因。3 组瓣膜病变的患者均可出现心衰和严重的心肌肥厚。手术治疗过程复杂，死亡率接近 5%。通常二尖瓣和主动脉瓣置换多用机械瓣膜，三尖瓣置换可用机械瓣膜或生物瓣膜。

机械瓣膜在平片上的表现各种各样，甚至有些是不显影的，机械瓣膜置换的患者需要抗凝治疗。

生物移植瓣膜可以是异种（猪的）、同种（来自尸体）或是自体的，患者自体的肺动脉瓣及其根部通常用于置换主动脉瓣及其根部；在这种情况下，是同种移植物置换肺动脉瓣。通常生物瓣膜带有不透 X 线的环。

病例 17

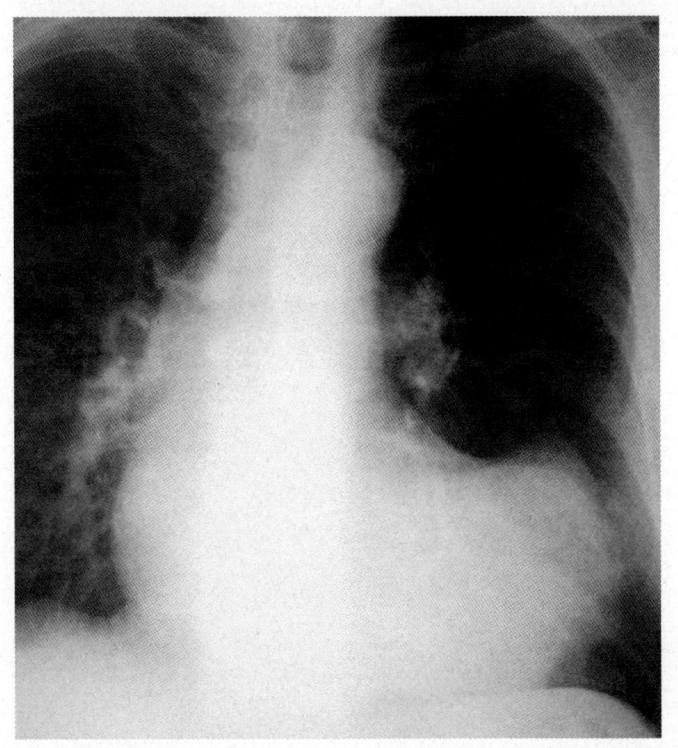
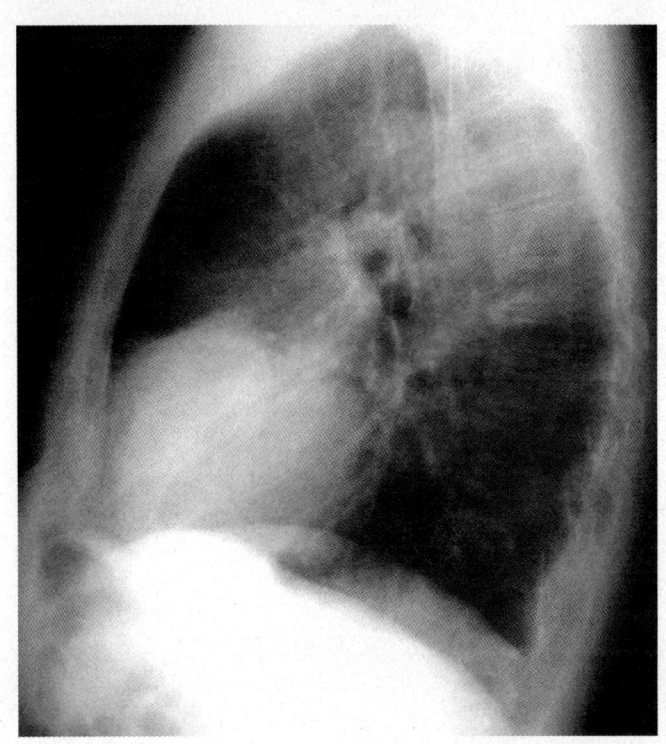

1. 左心室室壁瘤最常见的病因是什么？
2. 真性左室壁瘤的典型部位在哪里？
3. 假性左室壁瘤的典型部位在哪里？
4. 在真性、假性室壁瘤时，MRI 或 CT 检查中瘤颈部有何特点可以帮助鉴别？

病例 17

左心室真性室壁瘤

1. 透壁性心肌梗死。
2. 左室心尖的前端。
3. 左室下后方。
4. 如果瘤颈较宽（＞瘤直径的50%），提示为真性室壁瘤；瘤颈较窄（＜瘤直径的50%），提示为假性室壁瘤。

参考文献

White RD. MR and CT assessment for ischemic cardiac disease. *J Magn Reson Imaging* 19:659-675, 2004.

相关参考文献

Cardiac Imaging: THE REQUISITES, 2nd edition, pp 234-241.

点 评

真性室壁瘤位于心尖前部，瘤颈部宽广。

左心室室壁瘤由于透壁性心肌梗死造成。真性室壁瘤表现有室壁局限性变薄、反常运动、收缩期向外凸出。多数真性室壁瘤位于左心室心尖部位并有较宽的瘤颈。假性室壁瘤实际上是心腔的破裂。多数假性室壁瘤位于左室下后方，通过窄的瘤颈与左心室相通。

在MRI和CT中，通过观察室壁瘤瘤颈形态可鉴别真性和假性室壁瘤。

病例 18

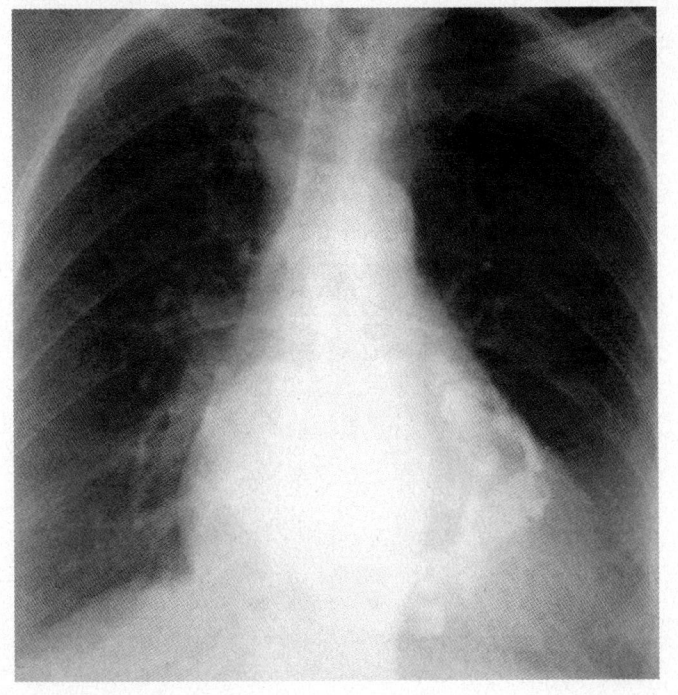 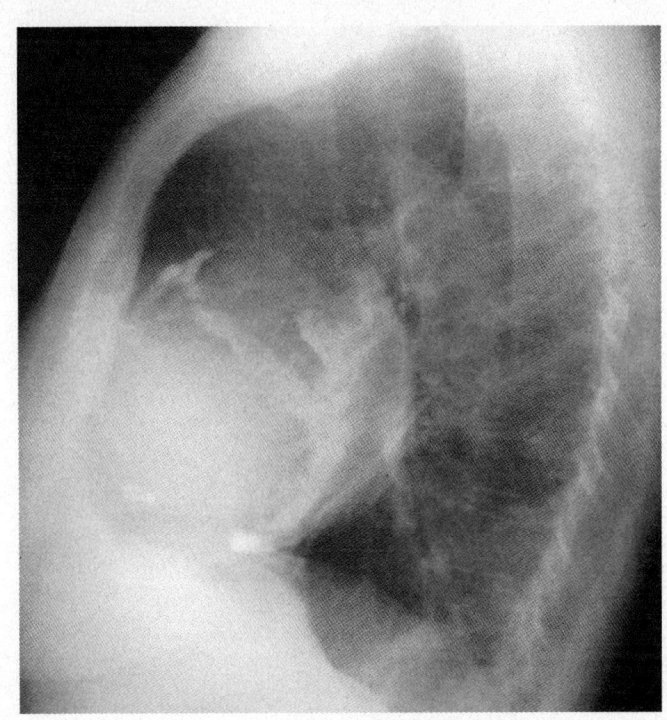

1. 钙化位于什么部位？
2. 诊断是什么？
3. 心包钙化的最常见原因是什么？
4. 心包最常发生钙化的区域在哪里？

病例 18

钙化性心包炎

1. 心包膜。
2. 慢性钙化性心包炎。
3. 结核。
4. 房室沟、室间沟、心脏前缘和下缘。

参考文献

Gowda RM, Boxt LM. Calcifications of the heart. *Radiol Clin North Am* 42:603-617, 2004.

相关参考文献

Cardiac Imaging: THE REQUISITES, 2nd edition, pp 18, 253.

点 评

胸片显示心包膜的钙化。心包钙化最常见于结核。由于结核性心包炎在工业化的国家很少见，所以慢性心包炎患者心包钙化的发生率低于20%。

慢性心包炎患者可发生缩窄性心包炎，而缩窄性心包炎很难与限制型心肌病鉴别，在有缩窄性/限制性病理情况下，患者主要特征为呼吸困难、肢端水肿、胸腔积液及腹水。心包增厚超过4mm（CT和MRI显示最佳）、心包钙化和舒张期室间隔异常运动（"跳跃征"）可确定缩窄性心包炎的诊断。

病例 19

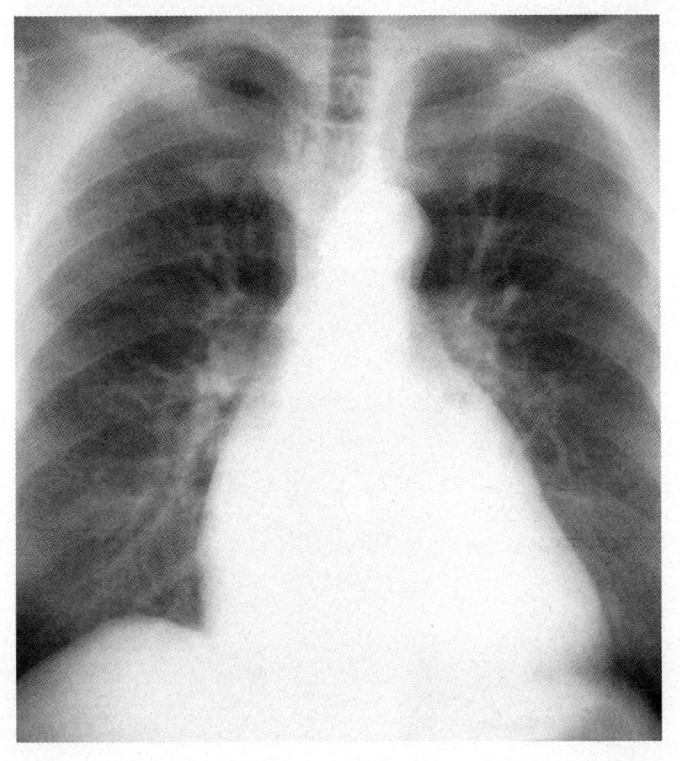
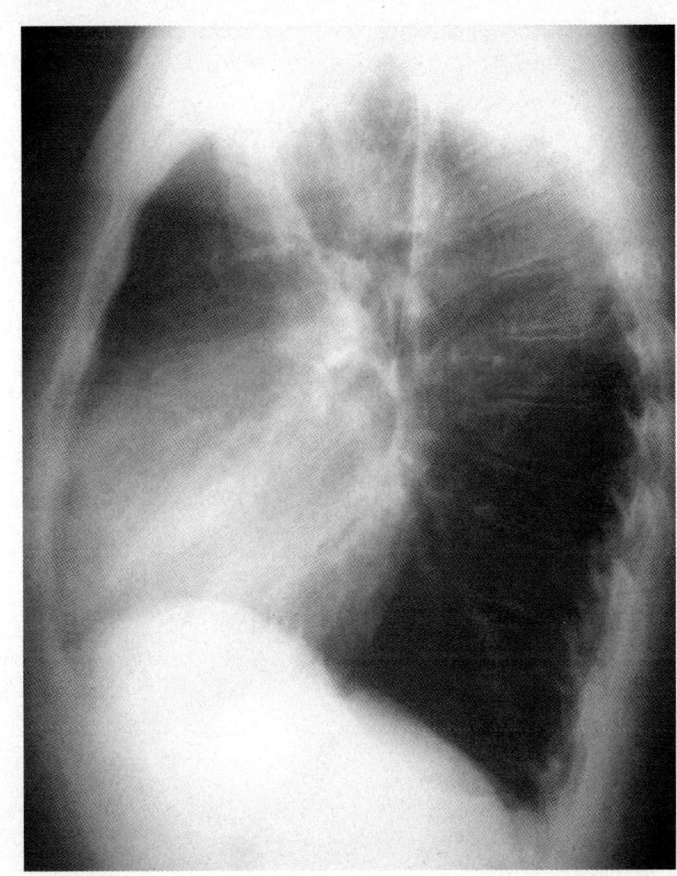

1. 哪个（些）心腔扩大？
2. 最可能的诊断是什么？
3. 引起该疾病的最常见原因是什么？
4. 该疾病又可引起哪些其他瓣膜疾病？

33

病例 19

二尖瓣狭窄

1. 左心房。
2. 二尖瓣狭窄。
3. 风湿性心脏病。
4. 肺动脉反流和三尖瓣反流。

参考文献

Bonow RO, Cheitlin MD, Crawford MH, Douglas PS. Task Force 3: valvular heart disease. *J Am Coll Cardiol* 45:1334-1340, 2005.

相关参考文献

Cardiac Imaging: THE REQUISITES, 2nd edition, pp 174-180.

点 评

胸片显示伴有左房增大的轻度心影增大，以左心耳增大为著，这些表现符合二尖瓣狭窄。

二尖瓣狭窄通常发生于风湿性心脏病发病后大约 5~10 年间。其他引起左房扩大的疾病包括左房黏液瘤脱垂或血栓、淀粉样变和类癌综合征。

胸片显示肺静脉高压的表现，左房扩大而左室大小正常，不成比例的左心耳增大常见于风湿性二尖瓣狭窄，二尖瓣常有结节状、不定形的钙化。肺间质水肿是常见表现，少数患者可出现含铁血黄素沉积和肺内结节的骨化。

可用超声心动图进行进一步评价，测量瓣膜的大小、运动情况、瓣叶增厚及估测瓣下瘢痕；速度编码相位对比电影 MRI 可用于定量分析狭窄的严重程度，跨瓣压差可用改良的 Bernoulli 方程进行计算，$\triangle P=4v^2$，其中 P 为压力，单位为 mm Hg，v 表示最大流速，单位为 m/s，最大流速可由超声心动图或速度编码相位对比电影 MRI 测得。

病例 20

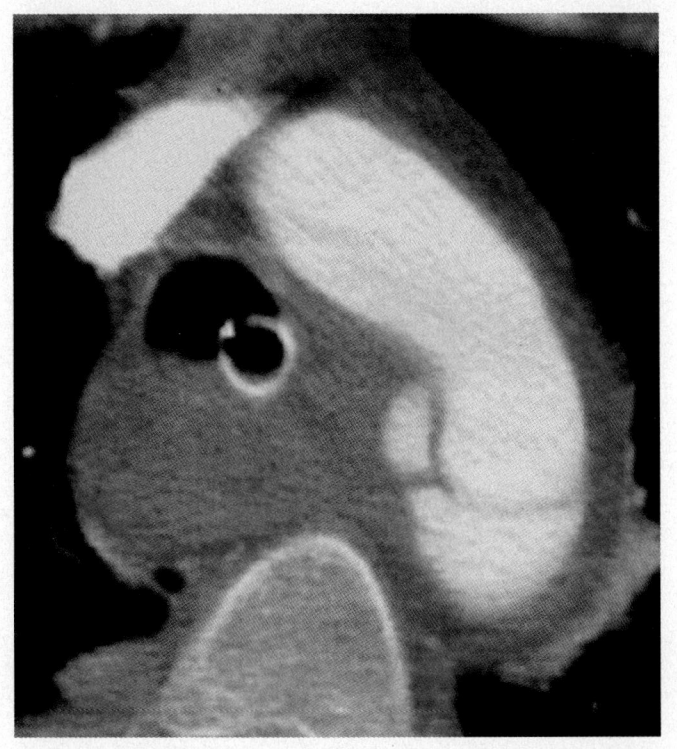
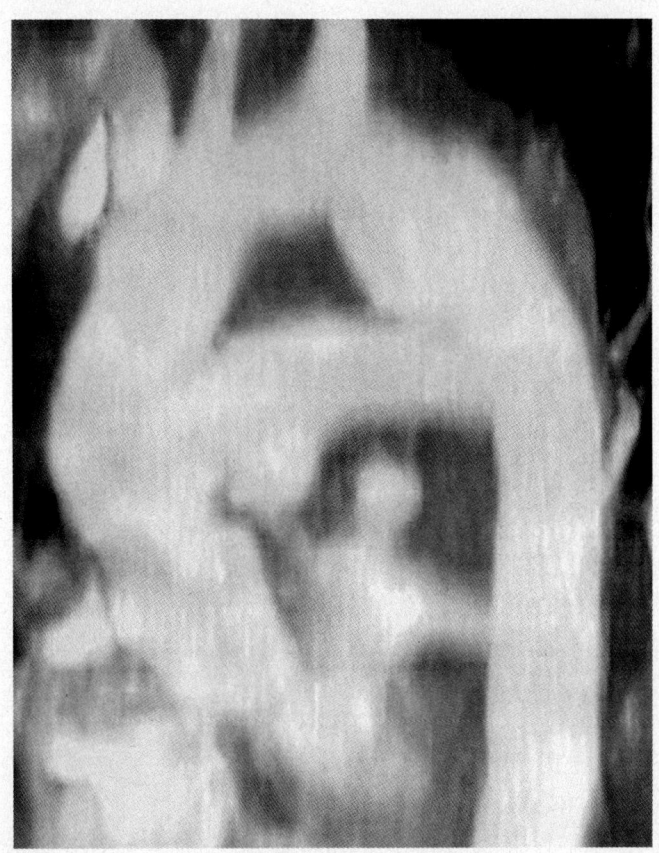

斜矢状位 CT 重建影像

1. 影像上显示的急性主动脉损伤征象有哪些？
2. 损伤的机制是什么？
3. 最容易造成急性主动脉损伤的两种事故是什么？
4. 主动脉损伤最好发于什么部位？

答 案

病例 20

急性创伤性主动脉损伤

1. 纵隔血肿、血管内膜破裂。
2. 减速。
3. 机动车高速撞击或由高处坠落。
4. 主动脉峡部、根部、主动脉裂孔处。

参考文献

Gotway MB, Dawn SK. Thoracic aorta imaging with multislice CT. *Radiol Clin North Am* 41:521-543, 2003.

相关参考文献

Cardiac Imaging: THE REQUISITES, 2nd edition, pp 395-397.

点 评

CT扫描显示纵隔内高密度影与主动脉内膜破裂，与患者遭受车祸事故造成急性创伤性主动脉损伤（acute traumatic aortic injury, ATAI）相符。

ATAI通常发生于大幅度减速，如机动车高速撞击或由高处坠落。多达90%的ATAI患者会发生大量失血而猝死，外伤当时存活的未经治疗的患者，在伤后48小时内每小时死亡率都高达1%，因此，及时准确的诊断和治疗极为重要，未经治疗的长期幸存者可形成慢性假性动脉瘤。

最易发生损伤的部位为峡部（90%）、升主动脉（5%~10%）和降主动脉近膈肌裂孔处（1%~3%）。

CT扫描可与血管造影联合应用，在很多病例CT扫描可代替血管造影。在ATAI的诊断中，螺旋CT的敏感性接近100%，特异性超过80%。ATAI的直接征象包括假性动脉瘤、主动脉轮廓异常或主动脉管径突然改变、主动脉扭曲及血管内膜扑动。造影剂外溢少见，具有ATAI直接征象的患者应立即手术。

ATAI的间接征象包括纵隔和膈脚后血肿，然而，由于血肿可能来自静脉出血，故不具特征性。使毗邻的主动脉的脂肪垫变模糊的血肿应疑为隐匿性ATAI，可进一步行主动脉造影，如果纵隔血肿不与主动脉或大动脉毗邻，则考虑纵隔内静脉出血。

病例 21

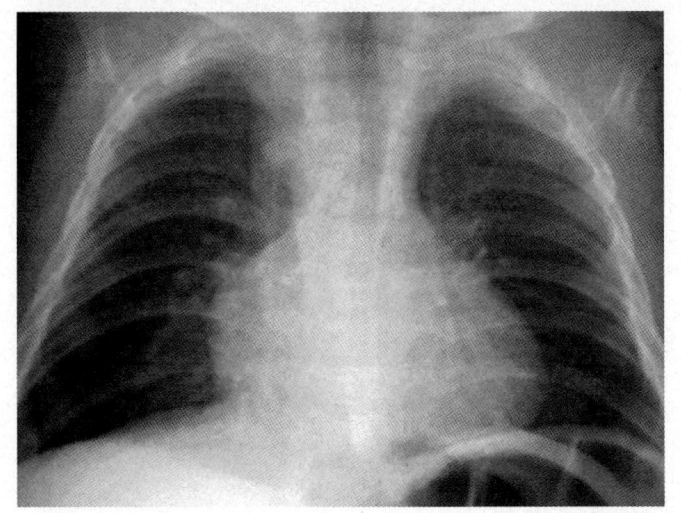
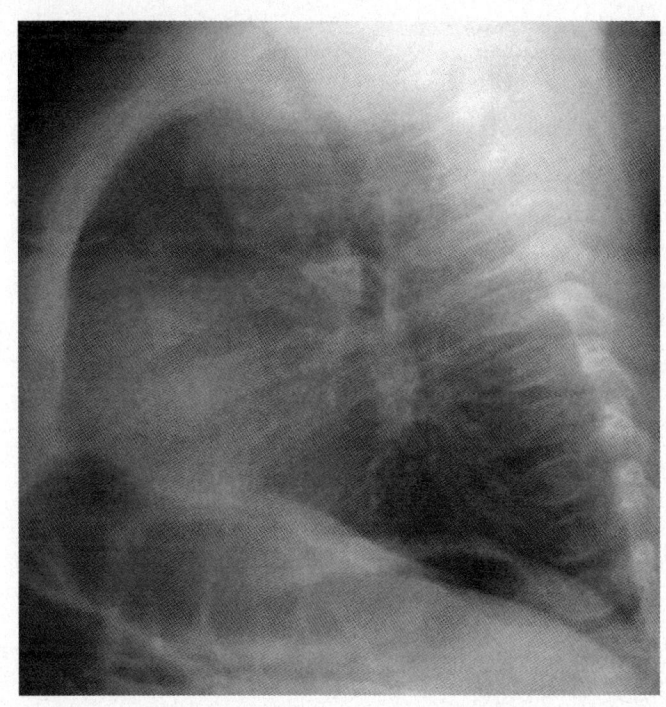

1. 法洛四联症的 4 个病变是什么？
2. 为什么法洛四联症患者通常会出现发绀？
3. 伴随的主动脉弓异常最常见的是什么？
4. 伴室间隔缺损的肺动脉闭锁与法洛四联症的关系如何？

病例 22

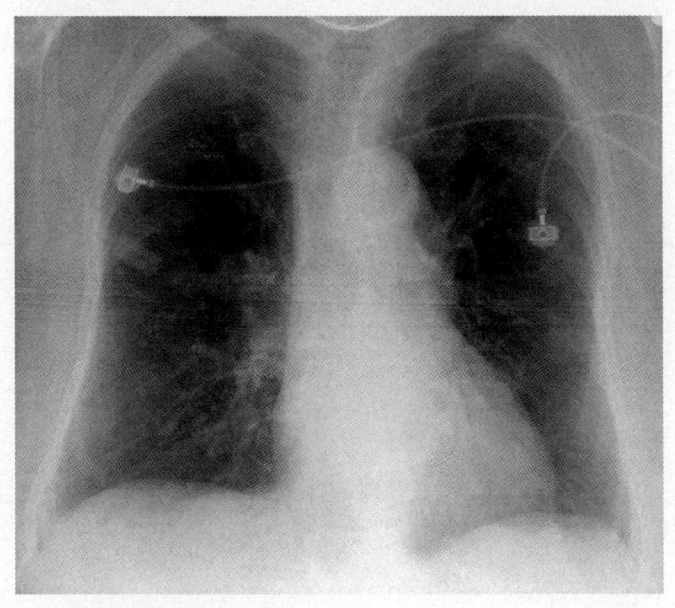
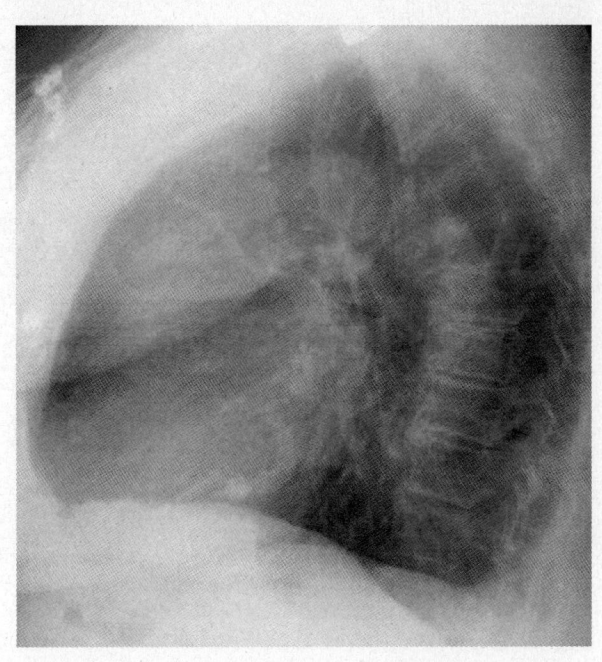

1. 哪个部位发生钙化？
2. 哪些字母可用于描述钙化的形状？
3. 相关的瓣膜病变有哪些？
4. 引起钙化的最常见病因是什么？

答案

病例 21

法洛四联症

1. 室间隔缺损、主动脉骑跨、肺动脉圆锥狭窄、右室肥厚。
2. 肺动脉流出道狭窄及室间隔缺损导致右向左分流，乏氧血液从肺循环进入体循环。
3. 镜像型右位主动脉弓。
4. 它是法洛四联症严重的变型。

参考文献

Higgins CB. Radiography of congenital heart disease. In Webb WR, Higgins CB, editors: *Thoracic imaging: pulmonary and cardiovascular radiology*. Philadelphia, 2005, Lippincott Williams & Wilkins, pp 679-706.

相关参考文献

Cardiac Imaging: THE REQUISITES, 2nd edition, pp 346-355.

点评

婴儿胸片显示肺部血管正常或减少，心脏大小正常以及右位主动脉弓。血管造影（未给出）显示为镜像型右位主动脉弓。

法洛四联症是儿童和成人中最常见的发绀型先天性心脏病，多数患者肺部血管减少，但在肺动脉圆锥轻度狭窄的患者中，肺血管分布也可正常。大约25%的患者伴有右位主动脉弓。肺动脉狭窄可发生在不同部位，包括瓣膜下/圆锥部（最常见）、瓣膜、瓣膜上和外周。

伴室间隔缺损的肺动脉闭锁是法洛四联症的一种严重的变异。在这种情况下，肺动脉瓣闭锁，血液通过体-肺循环之间的侧支循环到达肺部。

法洛四联症患者的平片典型表现包括肺血管减少、肺动脉段凹陷，有时可见心尖上翘。

（刘宏译　王瑞校）

病例 22

二尖瓣环钙化

1. 二尖瓣环。
2. C、J 或 O。
3. 二尖瓣反流。
4. 退行性变。

参考文献

Gowda RM, Boxt LM. Calcifications of the heart. *Radiol Clin North Am* 42:603-617, 2004.

相关参考文献

Cardiac Imaging: THE REQUISITES, 2nd edition, pp 15-16.

点评

平片显示二尖瓣环呈"J"形钙化，也可呈其他形状包括"C"形或"O"形。

二尖瓣环钙化是典型的退行性改变，与衰老有关，多发于女性及慢性肾衰竭的患者，钙化进一步进展时，可引起二尖瓣反流。应注意二尖瓣瓣叶的钙化本身常与瓣膜狭窄相关，这种情况多由风湿性疾病引起。

病例 23

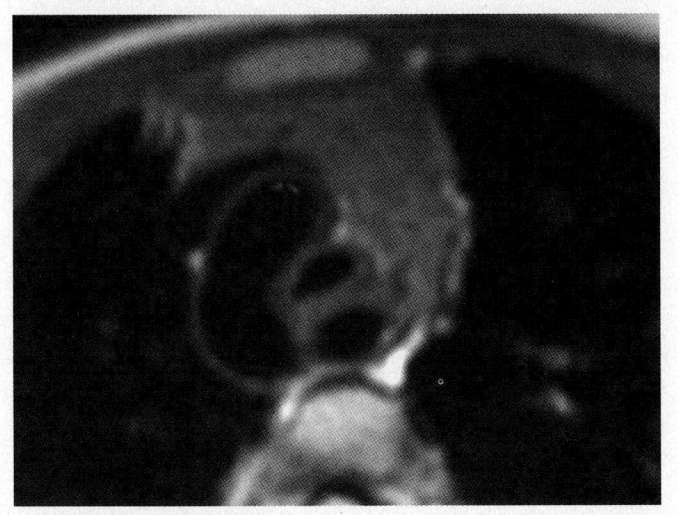 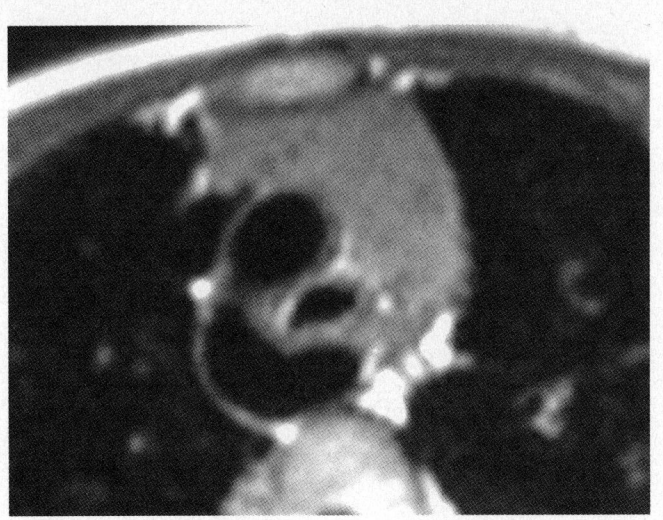

轴位自旋回波 MR 成像

1. 影像显示何种异常？
2. 这种异常显示为一个血管环吗？
3. 这种病变有哪些常见症状？
4. 这种异常血管在何处越过食管？

病例 24

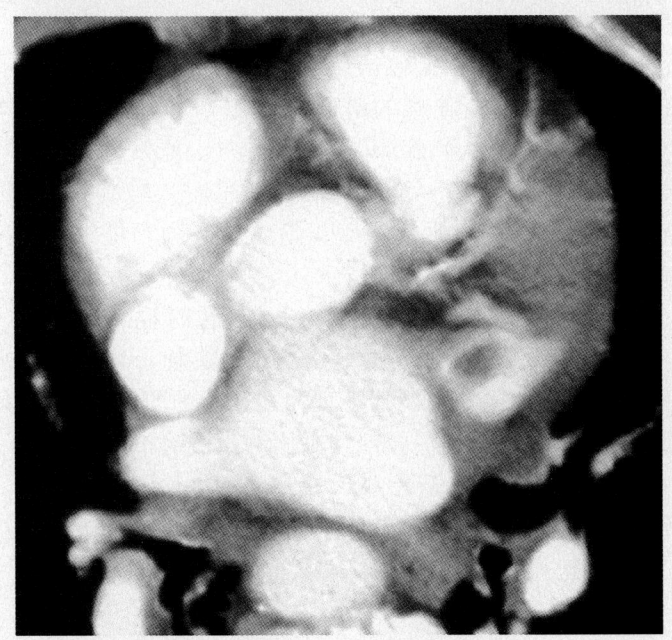

1. 充盈缺损位于何处？
2. 最可能的诊断是什么？
3. 最可能的病因是什么？
4. 这种病变有哪些并发症？

答 案

病例 23

右位主动脉弓伴迷走左锁骨下动脉

1. 右位主动脉弓伴迷走左锁骨下动脉。
2. 是。
3. 喘息、呼吸困难、吞咽困难。
4. 食管后方。

参考文献

Reddy GP, Higgins CB. Magnetic resonance imaging of congenital heart disease: evaluation of morphology and function. *Semin Roentgenol* 38:342-351, 2003.

相关参考文献

Cardiac Imaging:THE REQUISITES, 2nd edition, p 407.

点 评

MRI影像显示右位主动脉弓以及走行至食管后方的左锁骨下动脉,气管明显受压。

右位主动脉弓伴迷走左锁骨下动脉构成一个血管环,动脉韧带左侧缘参与组成了这个环。因为有一个环包绕着食管和气管,食管和气管将不同程度地受压。最常见的症状是喘息、呼吸困难和吞咽困难,并且患者常在幼儿时期出现上述症状。食管后方的迷走左锁骨下动脉起始部可扩张,称为Kommerell憩室,从而加重气管和食管的受压。

这种类型的右位主动脉弓与先天性心脏病之间的相关性很小(5%~10%),而与镜像型右位主动脉有很强的相关性(大于95%)。

MRI和CT可显示血管的解剖结构及气管、食管的受压情况。电影MRI可更好地动态显示在主动脉和主动脉弓部血管搏动过程中对气管的压迫情况。

病例 24

左心房血栓

1. 左心耳。
2. 血栓。
3. 房颤。
4. 暂时性脑缺血发作;脑卒中;肾、脾、肠梗死;外周栓塞。

参考文献

Tatli S, Lipton MJ. CT for intracardiac thrombi and tumors. *Int J Cardiovasc Imaging* 21:115-131, 2005.

相关参考文献

Cardiac Imaging:THE REQUISITES, 2nd edition, p 75.

点 评

增强CT扫描显示左心耳内无强化团块("充盈缺损")。房颤是引起左房血栓的最常见原因。

血栓是最常见的心脏或心旁肿块。在心脏和心旁肿瘤中,继发性肿瘤为原发性肿瘤的40倍。继发性肿瘤累及心脏的方式包括直接侵犯(最常见于恶性淋巴瘤或肺癌、乳腺癌的淋巴转移癌)和经血行播散(最常见于肺癌、乳腺癌、黑色素瘤)。原发性心脏良性肿瘤包括黏液瘤、淋巴瘤和横纹肌瘤(与结节性硬化相关)。原发性恶性肿瘤包括血管肉瘤和横纹肌肉瘤。

左房内血栓可形成栓塞,引起暂时性脑缺血发作;脑卒中;肾、脾、肠梗死或外周缺血。

在CT扫描中,血栓表现为无强化的团块("充盈缺损"),MRI是鉴别血栓与肿瘤的最准确的影像学检查方法。给予含钆造影剂后,肿瘤产生均匀或不均匀性强化,而血栓不增强;梯度回波(GRE)MRI影像上,肿瘤通常表现为中等信号强度,而血栓多为低信号强度,黏液瘤在GRE影像中多表现为低信号。

病例 25

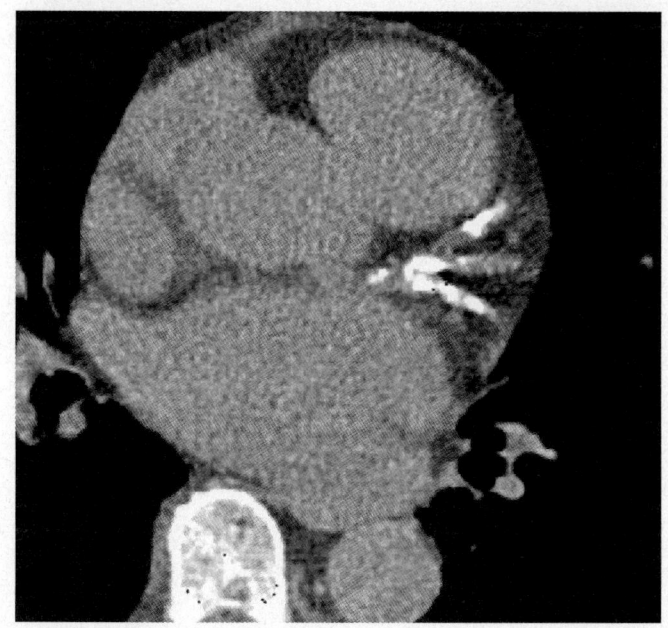

1. 钙化位于什么部位？
2. 钙化提示何种疾病？
3. 钙化能否提示钙化部位存在狭窄？
4. 评估冠状动脉钙化需要使用哪种类型的 CT 扫描仪？

病例 25

冠状动脉钙化

1. 冠状动脉。
2. 动脉粥样硬化。
3. 不能。
4. 心电触发的电子束 CT 或带有心电门控的螺旋 CT。

参考文献

Ohnesorge BM, Hofmann LK, Flohr TG, Schoepf UJ. CT for imaging coronary artery disease: defining the paradigm for its application. *Int J Cardiovasc Imaging* 21:85-104, 2005.

相关参考文献

Cardiac Imaging: THE REQUISITES, 2nd edition, pp 19-20.

点 评

电子束 CT 影像显示冠状动脉左主支、左前降支、左回旋支及正中支钙化。

冠状动脉钙化表明动脉粥样硬化的存在，CT 扫描可检出冠状动脉钙化，已经用于诊断冠状动脉疾病患者。通常患者在出现临床症状前，粥样硬化斑块往往已经逐步发展达数十年。因此，CT 可用于检出临床前期的冠状动脉疾病。尽管冠状动脉钙化的数量与总的动脉粥样硬化程度相符，但钙化的部位与狭窄的位置却不直接相关。

病例 26

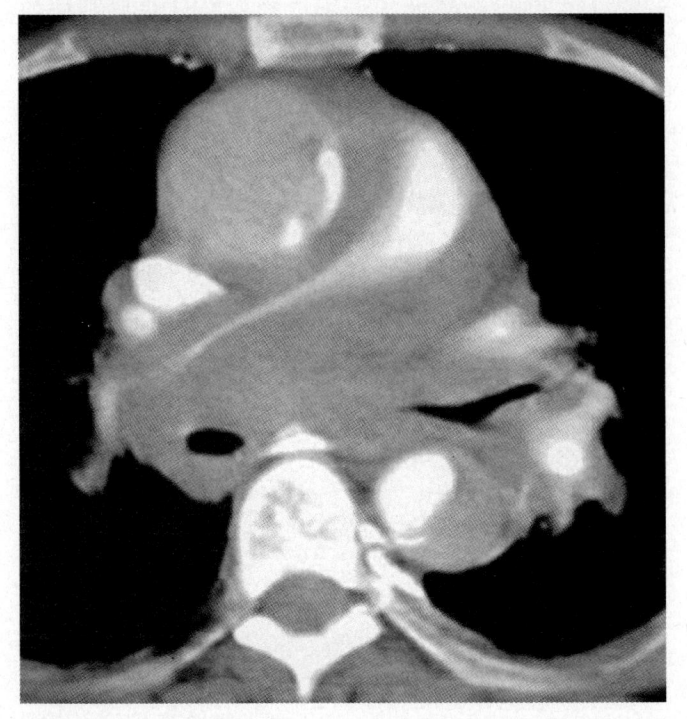
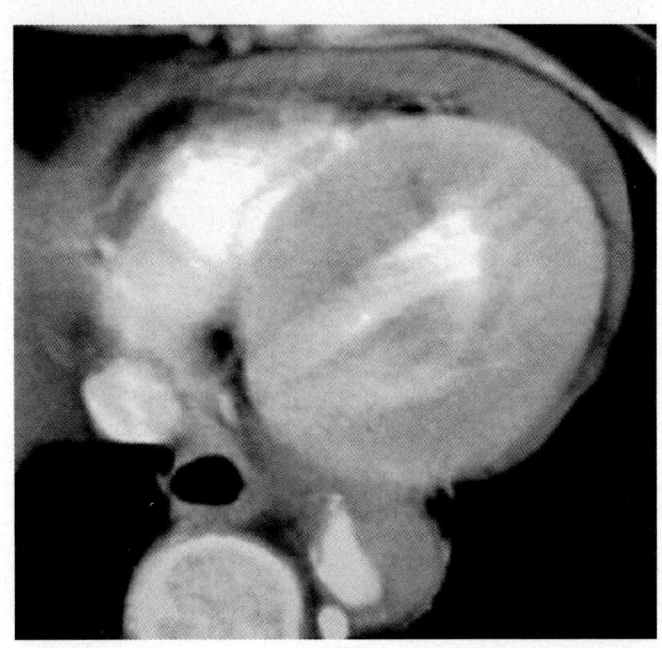

1. 此例主动脉夹层动脉瘤如何分类？
2. 是否存在壁内血肿？
3. 发生了何种并发症？
4. CT 平扫对评估主动脉夹层动脉瘤有何作用？

答案

病例 26

主动脉夹层——斯坦福 A 型伴心包积血

1. 斯坦福分类 A 型或 DeBakey 分类 I 型。
2. 不存在。
3. 心包血肿。
4. 对出血的评估：壁内血肿、假腔栓塞、心包出血；对移位的内膜钙化的评估。

参考文献

Rubin GD. CT angiography of the thoracic aorta. *Semin Roentgenol* 38:115-134, 2003.

相关参考文献

Cardiac Imaging: THE REQUISITES, 2nd edition, pp 371-380.

点评

CT 扫描显示累及升、降主动脉的夹层动脉瘤。同时累及升、降主动脉的夹层动脉瘤在斯坦福分型中属于 A 型，在 DeBakey 分型中属于 I 型。本例 CT 所示的心包出血，为夹层动脉瘤累及升主动脉的并发症。

主动脉夹层动脉瘤是因主动脉内膜破裂而致动脉壁分离，血液通过破口进入壁内，在中膜向近端和远端延伸，使内膜向内移位。通常血流同时进入真腔与假腔，尽管假腔内有时会形成血栓。

最常见的致病因素是高血压，其他病因包括主动脉环扩张（与结缔组织疾病有关，如马方综合征或埃-当综合征）、二叶主动脉瓣、动脉瘤及动脉炎。

依据斯坦福分类法可将主动脉夹层分为 A 型（累及升主动脉）和 B 型（仅累及左锁骨下动脉起始部远端的降主动脉）。DeBakey 分类法分为三型：I 型累及升主动脉并延伸至降主动脉；II 型仅累及升主动脉；III 型仅累及降主动脉，位于左锁骨下动脉以远。

A 型主动脉夹层动脉瘤有 4 种主要的致命性并发症：冠状动脉的夹层动脉瘤引起心肌梗死；颈动脉夹层动脉瘤引起脑卒中；心包积血所致心脏压塞；主动脉瓣破裂引起急性主动脉反流。由于上述潜在的并发症，A 型主动脉夹层通常采用升主动脉移植手术治疗。主动脉瓣异常者需行瓣膜置换。而 B 型者通常保守治疗，如应用抗高血压药物治疗等。

CT 诊断主动脉夹层准确性高，MRI 具有同样高的准确性，可作为一种替代影像学检查方法，尤其是对 CT 禁忌或慢性夹层者。经食管超声心动图对本症的诊断有一定的帮助，但与 CT、MRI 相比，特异性较低。

病例 27

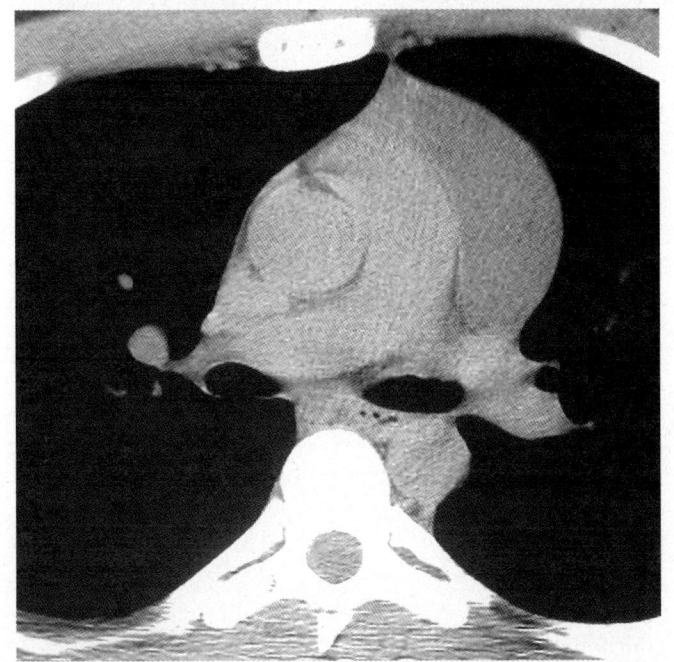

CT 平扫图像

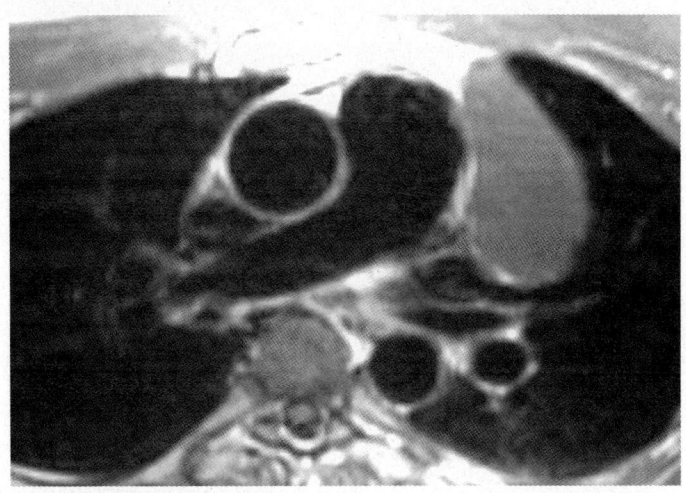

轴位自旋回波 MR 成像

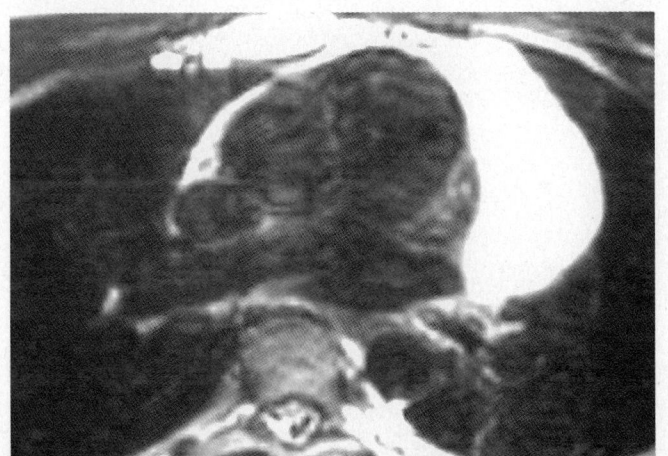

轴位 T2 加权 MR 成像

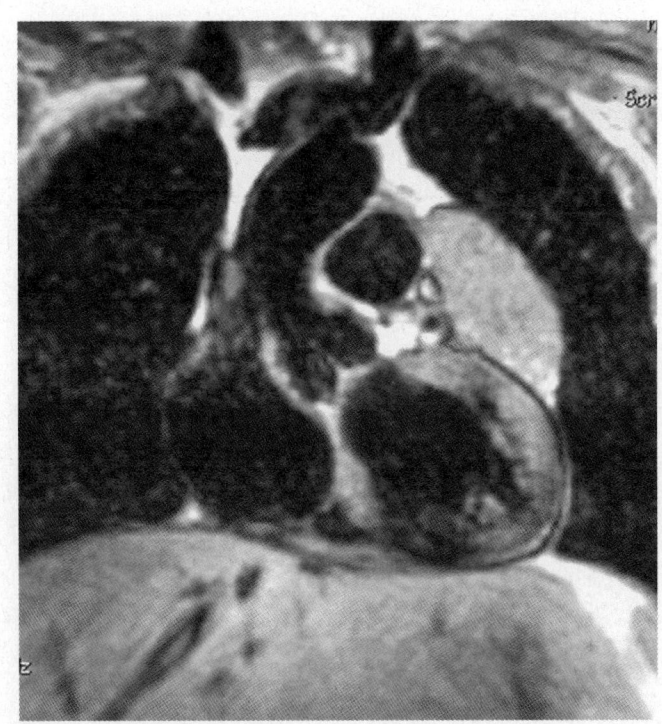

冠状位自旋回波 MR 成像

1. 心包囊肿是如何形成的？
2. 心包囊肿最常见的位置？
3. 心包囊肿在 CT 影像上有哪些表现？
4. 心包囊肿在 MR 成像上有哪些表现？

病例 27

心包囊肿

1. 胚胎期部分心包膜被挤出而形成。
2. 右心膈窦。
3. 密度不均（单纯或混合液体），强化后与平扫对比无增强。
4. 表现为不同信号强度——在 T1 加权像上呈低信号（单纯液体）、中等或高信号（混合液体），无增强；T2 加权像呈高信号。

参考文献

Wang ZJ, Reddy GP, Gotway MB, Yeh BM, Hetts SW, Higgins CB. CT and MR imaging of pericardial disease. *Radiographics* 23(Special Issue):S167-S180, 2003.

相关参考文献

Cardiac Imaging: THE REQUISITES, 2nd edition, pp 256-258.

点评

CT 扫描可见一边界清晰、均质的液体密度团块。MRI T1 加权像显示肿块无强化，T2 加权像呈现均匀的高信号，这些表现符合囊肿的诊断。团块位置毗邻心包，表明这是一个心包囊肿。

心包囊肿是一种良性疾病，是由于胚胎期部分心包膜被挤压孤立而形成。囊肿具有薄壁，内含澄清液体，而且界限清楚。最好发于双侧肋膈角区。当心包囊肿发生于纵隔内其他位置时，很难与支气管源性囊肿、食管重复畸形、神经和前肠源性囊肿及胸腺囊肿相鉴别。

在 CT 和 MRI 检查中，心包囊肿呈圆形或卵圆形，毗邻于正常心包。在 MRI 影像上，病变显示的典型信号特征与身体其他部位的单纯性囊肿一致。在 T1 加权像上表现为低至中等信号的团块，T2 加权像表现为高信号。与肿瘤不同，心包囊肿无增强。

提高篇

病例 28

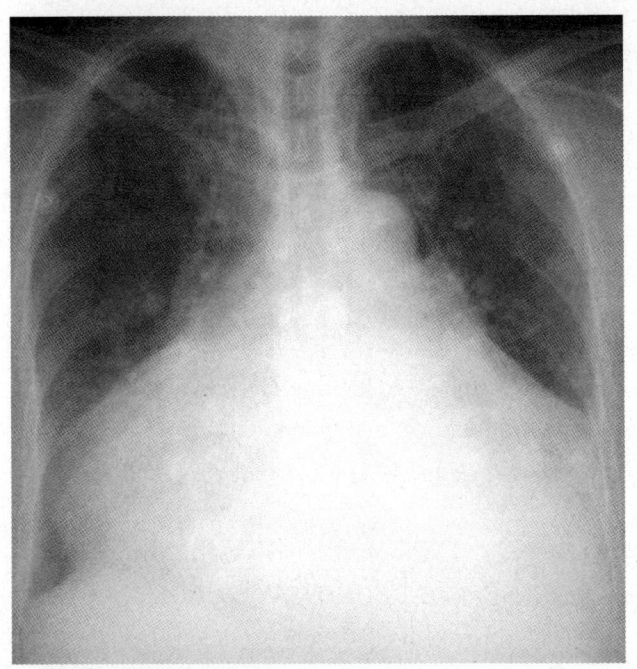

1. 哪些心腔扩大？
2. 这种表现叫做什么？
3. 最可能的诊断是什么？
4. 这种病变最常见的先天性病因是什么？

病例 29

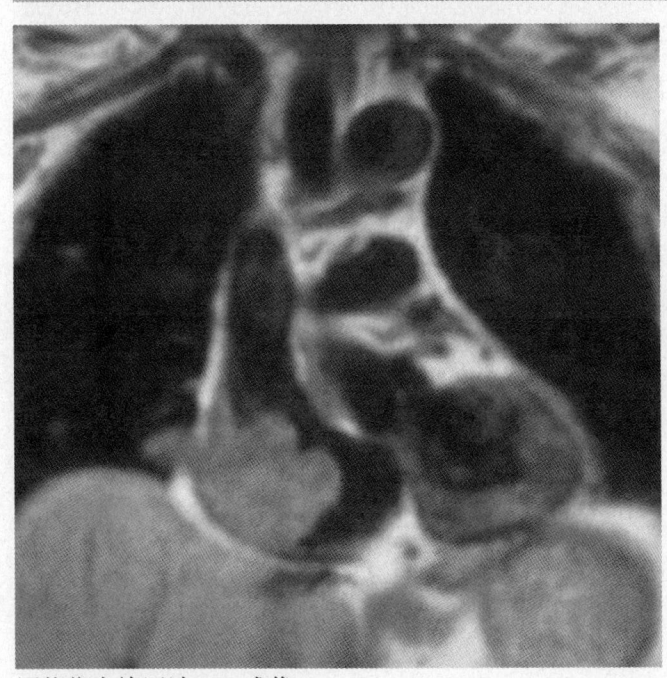

冠状位自旋回波 MR 成像

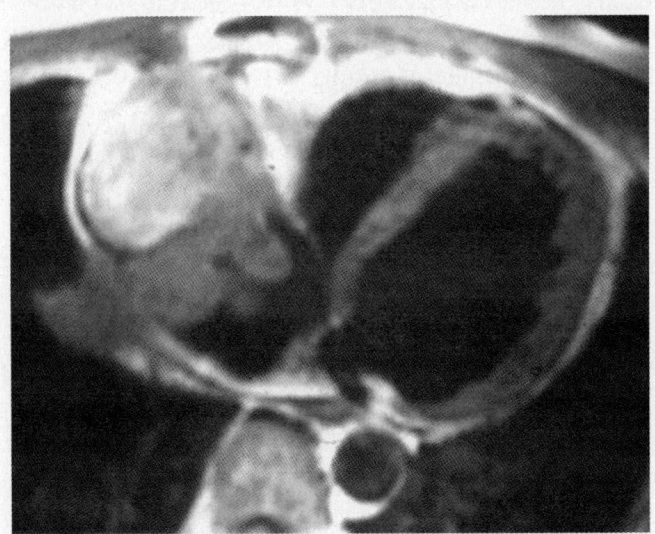

轴位自旋回波钆增强 MR 成像

1. 肿块具有浸润性吗？
2. 肿块是否已侵及心外？
3. 肿块是良性，还是恶性？
4. 如果这是一个原发性肿瘤，最可能的诊断是什么？

病例 28

三尖瓣反流

1. 右心房和右心室。
2. 普大型心脏。
3. 三尖瓣反流。
4. 埃伯斯坦畸形。

参考文献

Bonow RO, Cheitlin MD, Crawford MH, Douglas PS. Task Force 3: valvular heart disease. *J Am Coll Cardiol* 45:1334-1340, 2005.

相关参考文献

Cardiac Imaging: THE REQUISITES, 2nd edition, pp 197-198.

点 评

胸片显示心脏轮廓明显扩大。鉴别诊断包括三尖瓣反流、扩张型心肌病和心包积液。

当有一个或多个三尖瓣器组分出现异常则发生反流，三尖瓣器包括：瓣环、瓣叶、腱索、乳头肌和右心室壁。三尖瓣反流可以是先天性的，也可以后天获得，后天获得的原因包括继发于二尖瓣疾病的肺动脉高压（最常见）、乳头肌断裂、风湿性心脏病、细菌性心内膜炎和类癌综合征。最常见的先天性原因是埃伯斯坦畸形。

胸片显示右心房和右心室扩大。心脏明显扩大，导致普大型心脏。超声心动图检查可进一步评估反流的情况。血管造影和MRI也可用于某些病例。

如果三尖瓣反流继发于二尖瓣疾病，治疗二尖瓣疾病能够减轻三尖瓣反流。在严重病例，可以采用三尖瓣置换术或瓣膜成形术。

（赵文忠译 张仲慧校）

病例 29

心脏血管肉瘤

1. 是。
2. 是。
3. 恶性的。
4. 血管肉瘤。

参考文献

Restrepo CS, Largoza A, Lemos DF, et al. CT and MR imaging findings of malignant cardiac tumors. *Curr Probl Diagn Radiol* 34:1-11, 2005.

相关参考文献

Cardiac Imaging: THE REQUISITES, 2nd edition, p 266.

点 评

MRI影像显示一个巨大浸润性的肿块累及右心房。肿块已浸润心脏外（箭头）。这些表现提示恶性肿瘤。通过心内膜心肌活检或开放式活检获得明确诊断。该患者经手术活组织检查诊断为血管肉瘤。

大约98%的心脏肿瘤为继发性肿瘤。最常见的恶性原发性心脏肿瘤是血管肉瘤。其他原发性恶性肿瘤十分罕见，包括横纹肌肉瘤、平滑肌肉瘤、脂肪肉瘤和淋巴瘤。

MRI可用于显示肿瘤大小及位置，以及心脏功能。对比增强序列能够显示肿瘤的边界和毗临结构受累情况。注意出现增强并不表示恶性——良性肿瘤也可增强！提示原发性恶性心脏肿瘤的征象包括边界不规则或不清楚、浸润、延至心脏以外、超过一个心腔受累、中心坏死、大量心包渗出液及肺结节，这些提示了转移的可能性。

病例 30

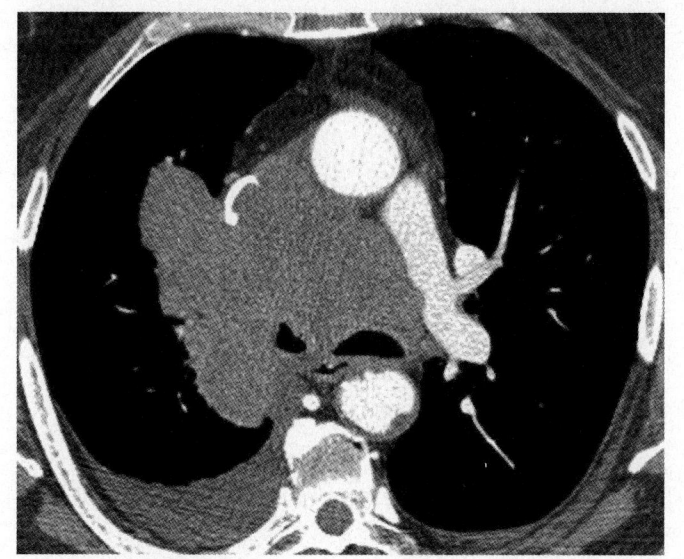 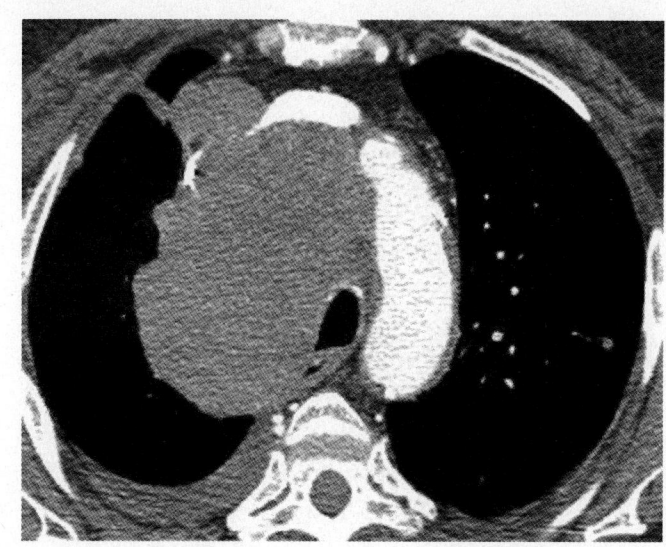

1. 哪支血管狭窄?
2. 狭窄的原因是什么?
3. 急性表现时如何治疗?
4. 病变能够控制么?

病例 30

上腔静脉综合征

1. 上腔静脉。
2. 肺癌转移，压迫上腔静脉。
3. 放疗。
4. 能，放疗可减轻急性症状。

参考文献

Rowell NP, Gleeson FV. Steroids, radiotherapy, chemotherapy and stents for superior vena caval obstruction in carcinoma of the bronchus: a systematic review. *Clin Oncol (R Coll Radiol)* 14:338-351, 2002.

Remy J, Remy-Jardin M, Artaud D, Fribourg M. Multiplanar and three-dimensional reconstruction techniques in CT: impact on chest diseases. *Eur Radiol* 8:335-351, 1998.

点评

增强 CT 扫描显示支气管肺癌患者纵隔淋巴结转移，严重压迫上腔静脉。

上腔静脉综合征的症状和体征包括面部发胀和变红、头痛、上肢水肿以及面部和上胸部的血管突出。绝大多数病例都继发于支气管肺癌。其他原因包括组织胞浆菌病、纵隔结核和静脉血栓。

CT 可以观察纵隔和显示上腔静脉狭窄。MRI 也可用于观察静脉狭窄与阻塞，判断狭窄原因。

病例 31

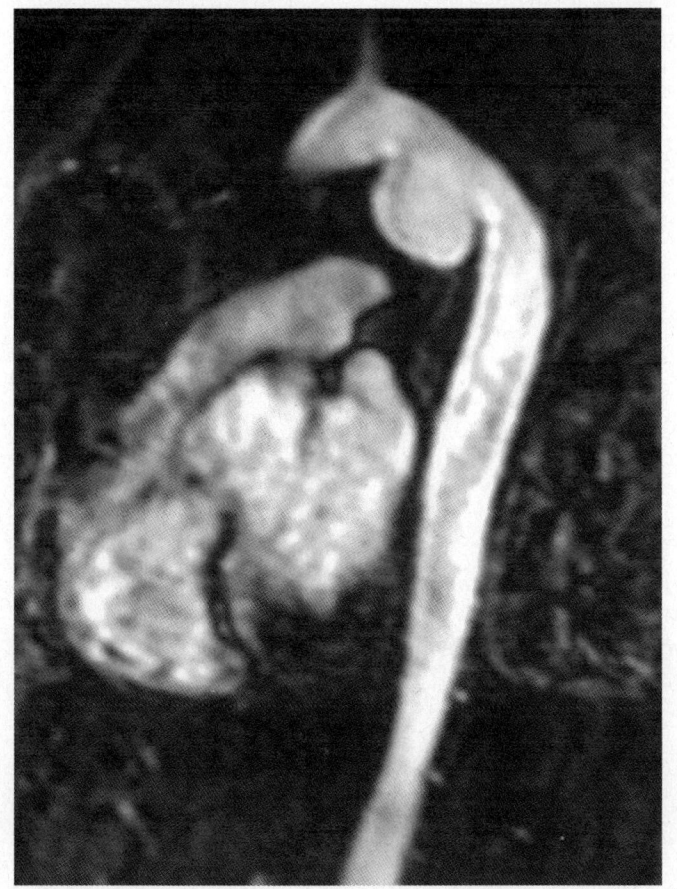

钆增强 MR 血管成像

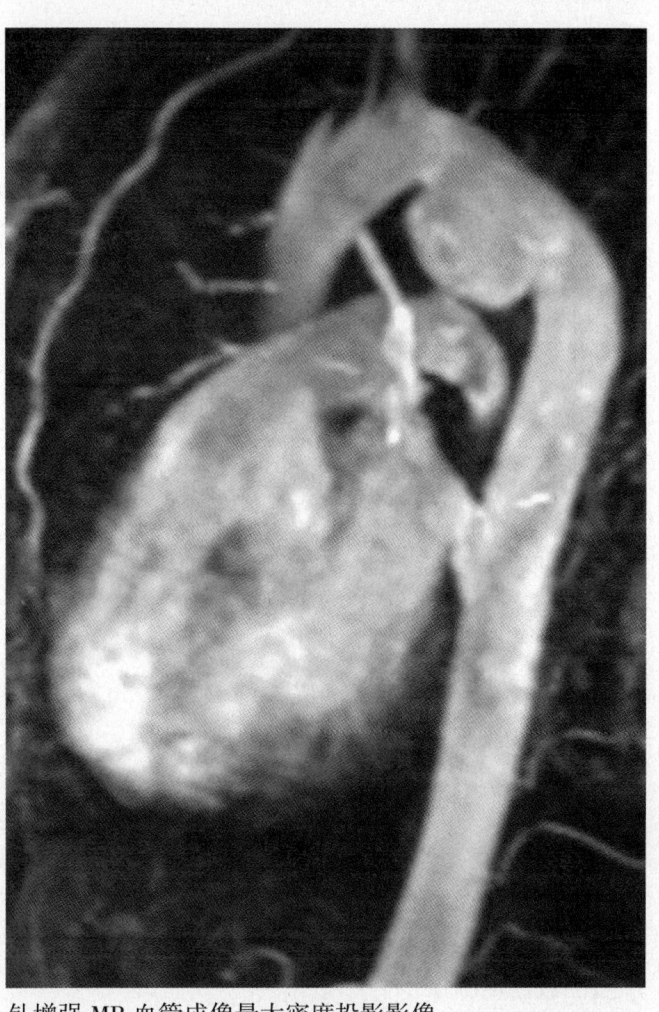

钆增强 MR 血管成像最大密度投影影像

1. 患者在几年前有机动车碰撞史。诊断是什么？
2. 主动脉真性动脉瘤与假性动脉瘤的区别是什么？
3. MRI 怎样鉴别真性动脉瘤与假性动脉瘤？
4. 这种病变如何治疗？

病例 31

慢性创伤性主动脉假性动脉瘤

1. 慢性假性动脉瘤。
2. 真性动脉瘤为不伴有主动脉壁断裂的扩张（直径≥5厘米）。假性动脉瘤有一层或多层主动脉壁断裂。
3. 真性动脉瘤通常有一个宽颈（至少为动脉瘤直径的50%），典型的假性动脉瘤瘤颈较窄。
4. 外科或血管内移植片修补。

参考文献

Gotway MB, Dawn SK. Thoracic aorta imaging with multislice CT. *Radiol Clin North Am* 41:521-543, 2003.

相关参考文献

Cardiac Imaging: THE REQUISITES, 2nd edition, pp 395-397.

点 评

MRI显示从主动脉窄口外翻形成一个囊袋。动脉导管的位置显示外伤性假性主动脉瘤的特征。由于已知患者在几年前遭遇高速机动车碰撞，因此该影像符合慢性假性动脉瘤。

ATAI通常由大幅度减速引起，例如机动车高速碰撞或者从高处坠落。损伤最常见的部位是峡部（90%）、升主动脉（5%~10%）和降主动脉膈肌裂孔附近（1%~3%）。慢性假性动脉瘤可以发生于未经治疗的长期生存者。

假性动脉瘤是与管壁破裂有关的血管扩张。假性动脉瘤的原因包括外伤、主动脉穿透性溃疡和感染（霉菌性）。在CT和MRI影像中，假性动脉瘤的瘤颈较窄（小于动脉瘤直径的50%），可以与真性动脉瘤的宽颈相鉴别。虽然慢性外伤性假性动脉瘤破裂的确切风险不详，但一般而言，假性动脉瘤破裂风险很高。由于有潜在灾难性破裂的危险，通常建议慢性外伤性假性动脉瘤患者接受开放性外科修补术或主动脉血管内移植片修补术。

病例 32

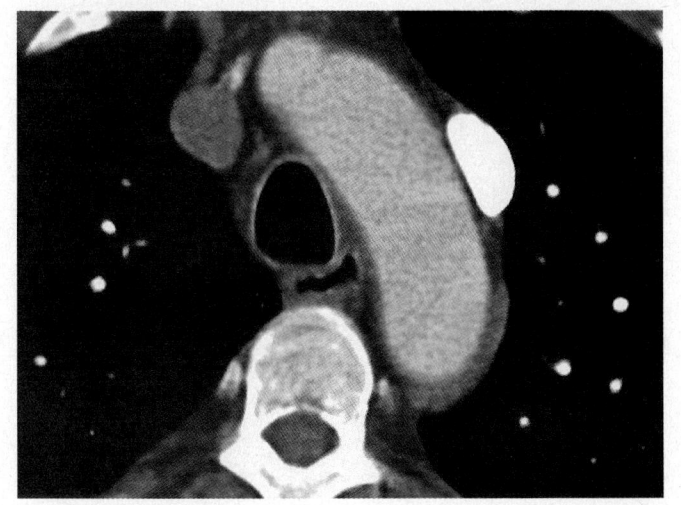
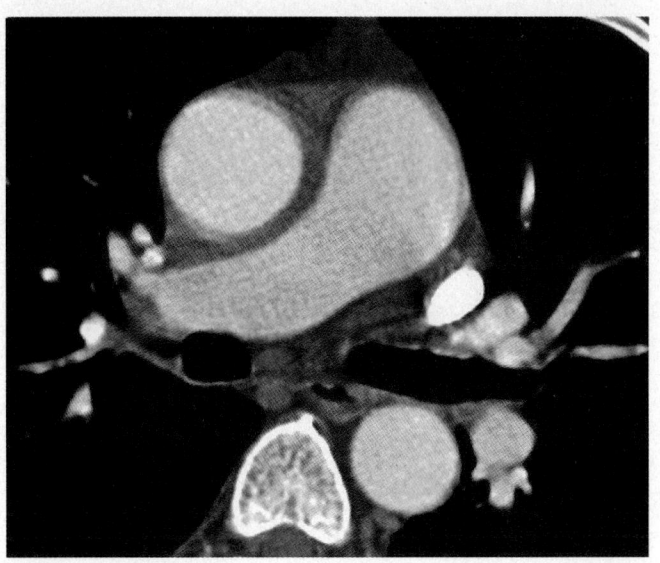
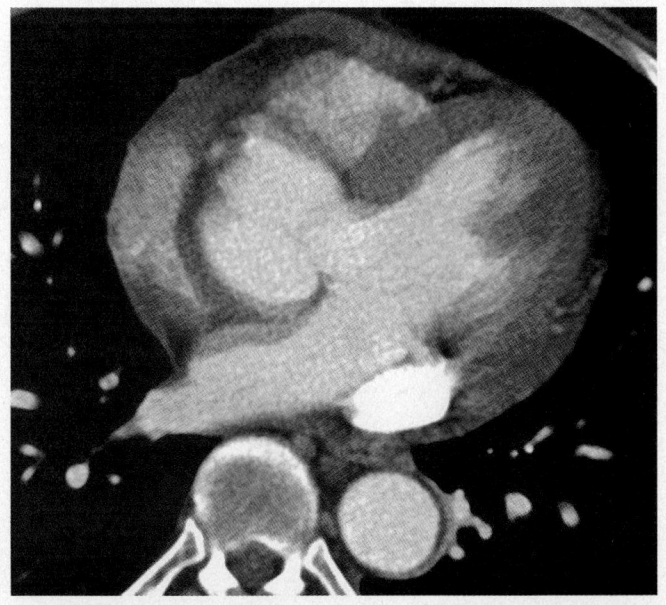

1. 如何从与部分性肺静脉异位引流有关的顶静脉中区分永存的左上腔静脉？
2. 永存左上腔静脉最常见的流出部位是什么？
3. 大多数永存左上腔静脉的患者存在右上腔静脉吗？
4. 连接左、右上腔静脉的血管是什么？

答 案

病例 32

永存左上腔静脉

1. 两个结构均起源于胎儿心脏静脉。永存的左上腔静脉通常起源于左头臂静脉，流入冠状窦。顶静脉与左肺或左肺上叶的部分肺静脉异位引流有关。在肺门它起源于肺静脉的汇合点，与左头臂静脉连接，无下肺门成分。
2. 冠状窦。
3. 是。
4. 桥静脉。

参考文献

Minniti S, Visentini S, Procacci C. Congenital anomalies of the venae cavae: embryological origin, imaging features and report of three new variants. *Eur Radiol* 12:2040-2055, 2002.

相关参考文献

Cardiac Imaging: THE REQUISITES, 2nd edition, pp 40-41.

点 评

CT 扫描显示永存左上腔静脉，起源于左头臂静脉，汇入冠状窦。

永存的左上腔静脉是由于出生后左前心脏静脉持续存在，左头臂静脉流入左上腔静脉，后者通常与冠状窦连接。血流量增加导致冠状窦扩张，尤其是当右上腔静脉缺如时。大多数有永存左上腔静脉的病例，同样有右上腔静脉。患者其他的解剖结构是正常的。CT 扫描可能偶然发现异常，在放置中央静脉导管、肺动脉导管或起搏器时会更清楚。

左上腔静脉很少流入左心房。在这种病例，可能会有多处严重心脏畸形并存，如共同心房、房室管缺损、单心室、无脾和多脾。永存的左上腔静脉也与房间隔缺损、法洛四联症以及部分和完全肺静脉异位引流有关。

病例 33

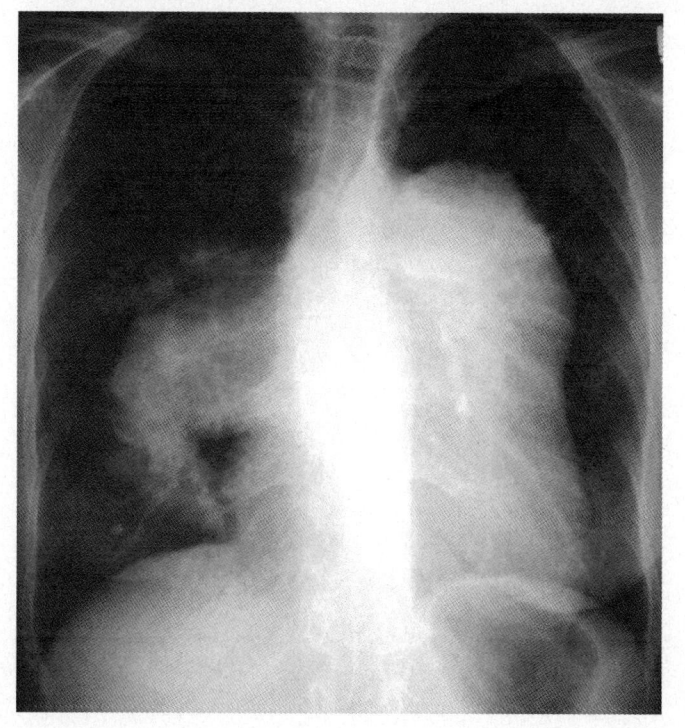
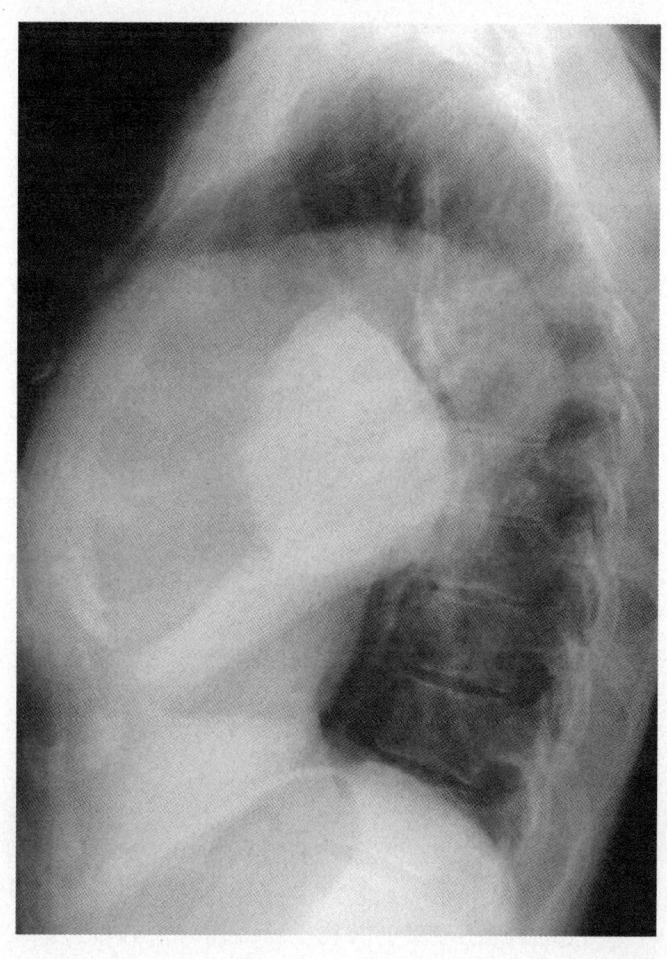

1. 会出现血管分流吗？
2. 患者有肺动脉高压吗？
3. 患者无发绀，且有心内分流，最可能的诊断是什么？
4. 如果肺循环压力超过体循环压力，会发生什么综合征？

病例 33

艾森门格综合征：房间隔缺损

1. 不会。
2. 有。
3. 房间隔缺损。
4. 艾森门格综合征：右向左逆向分流。

参考文献

Wu JC, Child JS. Common congenital heart disorders in adults. *Curr Probl Cardiol* 29:641-700, 2004.

相关参考文献

Cardiac Imaging: THE REQUISITES, 2nd edition, pp 324-326.

点评

胸片显示中央肺动脉明显扩大，符合肺动脉高压。

长时间房间隔缺损，肺动脉压大幅度上升，引起明显的肺动脉扩张。虽然肺动脉高压有许多原因，但据报道最常见的原因是心内分流，此时大部分肺动脉扩张。随着肺动脉压力升高，左向右分流减少，如果肺动脉压最终超过体循环压力，血液通过间隔缺损逆流，成为右向左分流，称为艾森门格综合征。

在艾森门格综合征时，肺血分布通常会减少。患者出现发绀。

病例 34

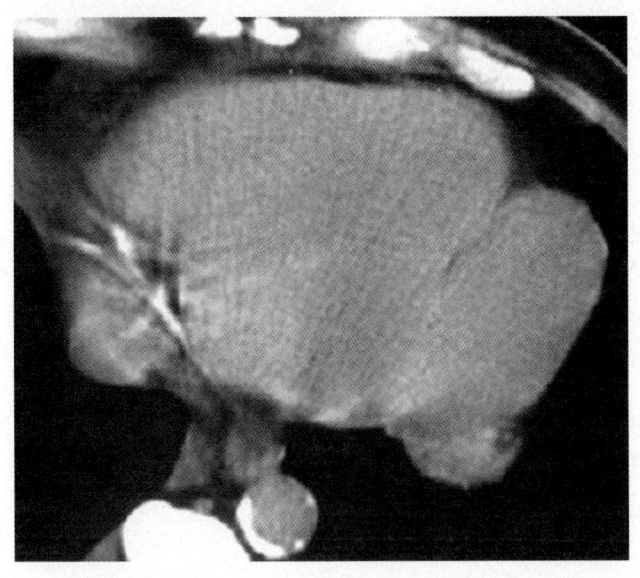
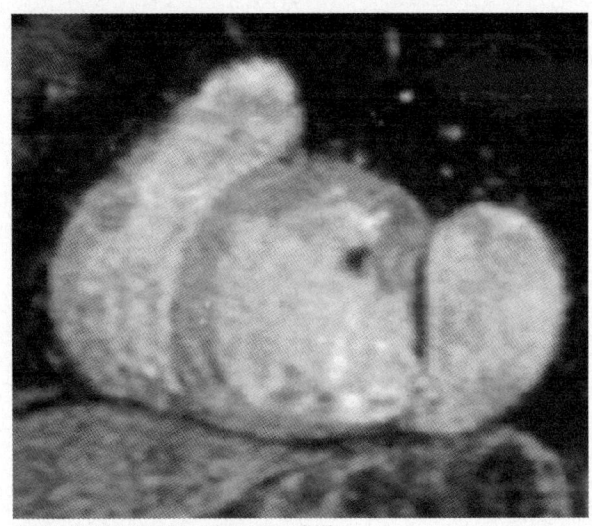

冠状位梯度回波电影 MR 成像

1. 患者被推荐行 CT 引导下胸部肿块细针抽吸术，你认为该病变应该实施细针抽吸术吗？
2. 诊断是什么？
3. 左室假性室壁瘤可钙化吗？
4. 假性室壁瘤如何治疗？

病例 35

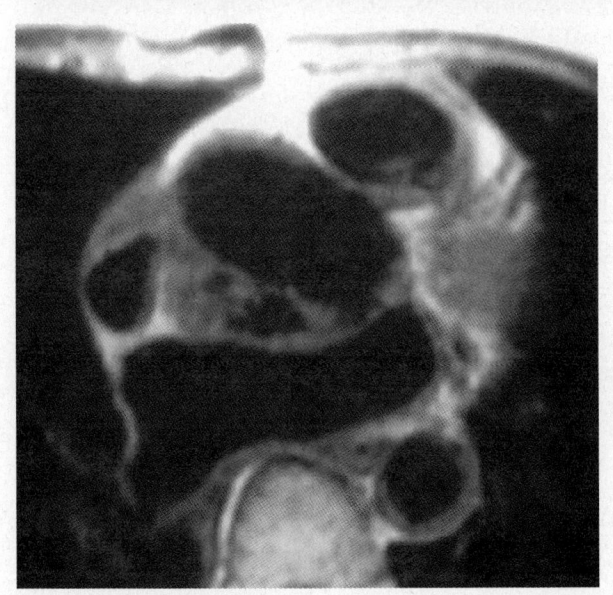

轴位自旋回波 MR 成像

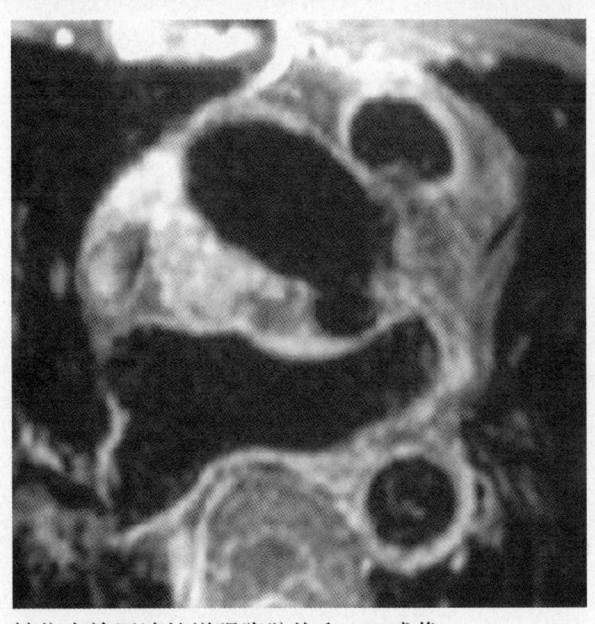

轴位自旋回波钆增强脂肪饱和 MR 成像

1. 行主动脉瓣膜修补术后患者出现感染性心内膜炎。诊断心内膜炎最常用的影像学方法是什么？
2. 主动脉根部后方增强的区域是什么？
3. 主动脉根部后方黑色信号处是什么？
4. 最常见的引起急性或亚急性心内膜炎的病原体是什么？

答 案

病例 34

左心室假性室壁瘤

1. 不应该!
2. 左心室的假性室壁瘤。
3. 可钙化。
4. 由于有破裂的危险,假性室壁瘤往往手术切除。

参考文献

White RD. MR and CT assessment for ischemic cardiac disease. *J Magn Reson Imaging* 19:659-675, 2004.

相关参考文献

Cardiac Imaging: THE REQUISITES, 2nd edition, pp 236-238.

点 评

室壁瘤位于后下方且瘤颈部较窄(小于室壁瘤直径的 50%)提示假性室壁瘤。

左室室壁瘤源于透壁心肌梗死。真性室壁瘤室壁局部变薄,不能运动,收缩期膨出。大多数真性室壁瘤位于左室前顶部且有宽颈。假性室壁瘤表现为破裂后被包裹,大多数位于后下方,通过窄颈与左室相连。

依据瘤颈的不同,应用 MRI 或 CT 可以区分真性、假性室壁瘤。室壁瘤的部位可以提示二者的鉴别诊断但并不能确诊。真性室壁瘤通常进行药物治疗,除非有严重的功能障碍,如心脏衰竭、心律失常或外周血栓栓塞。而假性室壁瘤因破裂风险高,通常需要手术切除。

病例 35

主动脉瓣感染性心内膜炎所致主动脉周围炎

1. 超声心动图。
2. 主动脉周围感染。
3. 假性动脉瘤中的流空信号。较大的黑色信号区通过窄颈与主动脉根部相连。
4. 链球菌和金黄色葡萄球菌。

参考文献

Reddy GP, Higgins CB. MR imaging of the thoracic aorta. *Magn Reson Imaging Clin N Am* 8:1-15, 2000.

相关参考文献

Cardiac Imaging: THE REQUISITES, 2nd edition, pp 172, 268, 388-392.

点 评

MRI 显示主动脉根部后方的异常强化的软组织影,符合主动脉周围感染。流空信号表现为低信号区域。更大的流空信号通过窄颈与主动脉根部相连,符合假性动脉瘤的表现。

感染性心内膜炎可分为急性或亚急性。典型的急性细菌性心内膜炎在数天内进展为严重的全身性疾病。亚急性心内膜炎毒性较低,病程超过几周。链球菌和金葡菌是最常见的病原体。好发因素包括风湿病、先天性心脏病、二尖瓣脱垂与静脉吸毒。

尽管具有自由稳态进动技术的电影 MRI 可以用于识别瓣膜表面的赘生物,从而诊断心内膜炎,但超声心动图仍为评估心瓣膜最常用的影像学方法。

(王守红译　赵丽君校)

病例 36

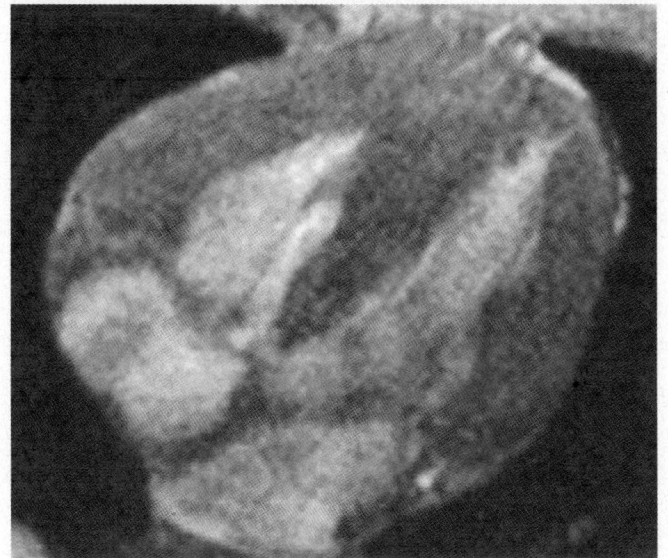

水平长轴梯度回波电影 MR 成像

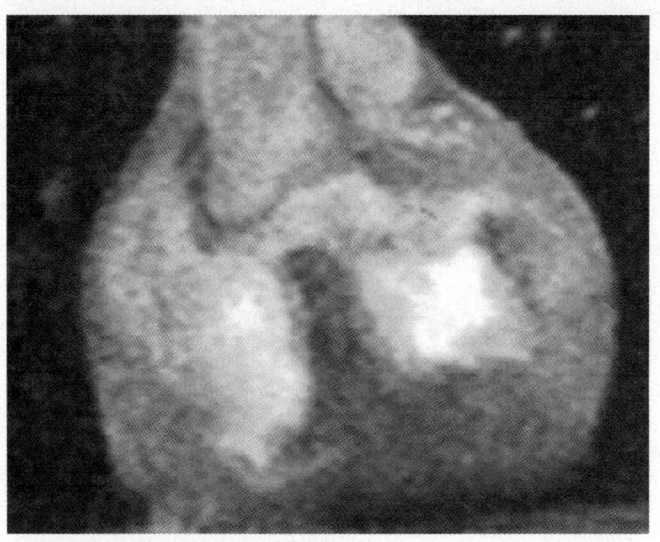

冠状位梯度回波电影 MR 成像

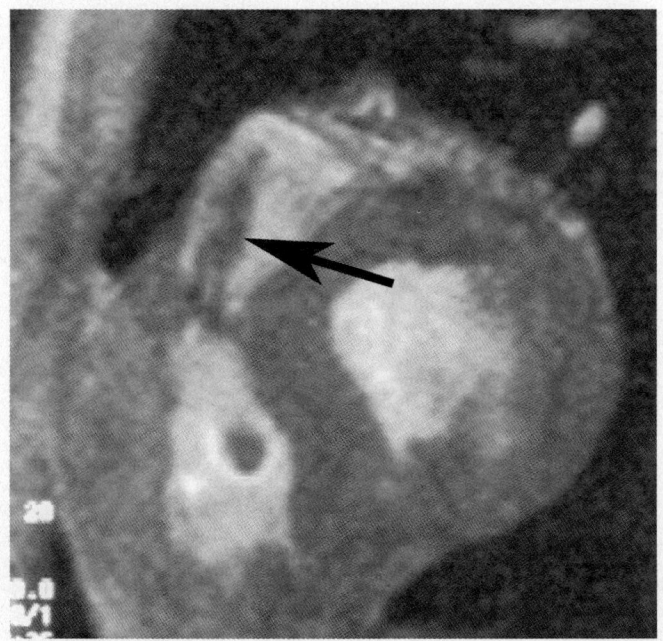

矢状位梯度回波电影 MR 影像（影像由 James Scatliff 医学博士提供）

1. 诊断是什么？
2. 右室壁正常吗？
3. 何谓主动脉骑跨？
4. 低信号线（箭头）代表什么？

病例 36

法洛四联症的 MRI 表现

1. 法洛四联症。
2. 不正常，是肥大的。
3. 主动脉骑跨于室间隔缺损上方，因而接受来自左、右两个心室的血液。
4. 狭窄后的射流，提示肺动脉流出道狭窄。

参考文献

Reddy GP, Higgins CB. Magnetic resonance imaging of congenital heart disease: evaluation of morphology and function. *Semin Roentgenol* 38:342-351, 2003.

相关参考文献

Cardiac Imaging: THE REQUISITES, 2nd edition, pp 346-355.

点评

电影 MR 影像显示了法洛四联症的 4 种主要病变：主动脉骑跨、室间隔缺损、肺动脉漏斗部狭窄和右心室肥厚。

法洛四联症是最常见的发绀型先天性心脏病。大约 25% 的四联症患者合并右位主动脉弓，通常是镜像的主动脉弓。肺动脉狭窄可位于不同水平，包括漏斗部狭窄（最常见）、瓣膜狭窄、瓣上狭窄和肺动脉主干及分支的狭窄。

MRI 可用于综合评价法洛四联症。对比增强 MR 血管成像可显示肺动脉大小，识别周围肺动脉狭窄。速度编码相位对比电影影像可用于测量左右肺动脉流量的差别，量化术后反流。电影 MRI 可以定量评价患者术后的左心室功能。

病例 37

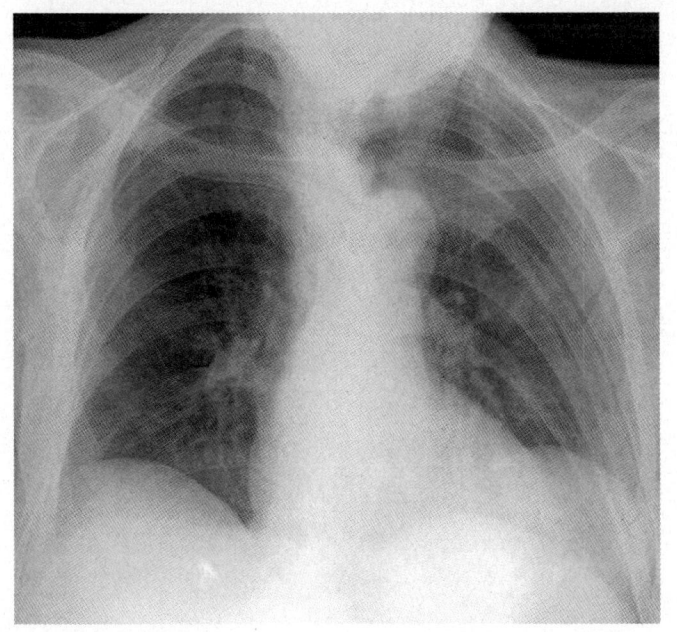
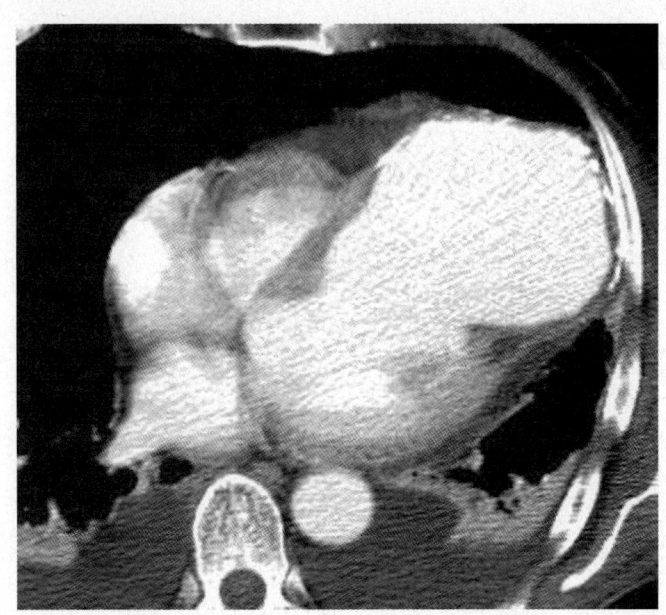

1. 诊断是什么？
2. 肿块内有血栓吗？
3. 有外周栓塞的危险吗？
4. 应该手术切除肿块吗？

答案

病例 37

巨大左心室真性室壁瘤

1. 左心室真性室壁瘤。
2. 有。
3. 有。
4. 如果室壁瘤引起功能障碍，例如心力衰竭、心律失常、外周栓塞，应该手术切除。

参考文献

White RD. MR and CT assessment for ischemic cardiac disease. *J Magn Reson Imaging* 19:659-675, 2004.

相关参考文献

Cardiac Imaging: THE REQUISITES, 2nd edition, pp 234-241.

点评

平片不易做出诊断。CT 扫描显示前壁心尖部宽颈室壁瘤符合真性室壁瘤的表现。侧面可见少量血栓。

左室室壁瘤源于透壁心肌梗死。真性室壁瘤室壁局部变薄不能运动，收缩期膨出。大多数真性室壁瘤位于左室心尖部且有宽颈。假性室壁瘤表现为破裂后被包裹，大多数位于后下方，通过窄颈与左室相连。

依据瘤颈的不同，应用 MRI 或 CT 能够区别真性、假性室壁瘤。由于两种室壁瘤的治疗是截然不同的，因此鉴别诊断很重要。通常除非有显著的功能障碍，如心力衰竭、心律失常或周围血栓栓塞，真性室壁瘤通常进行药物治疗。而假性室壁瘤因破裂风险高通常需要手术切除。

病例 38

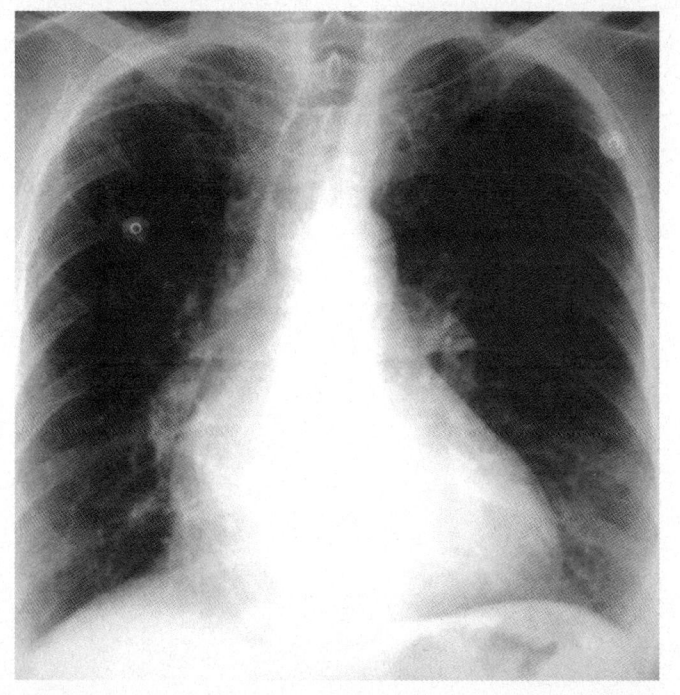
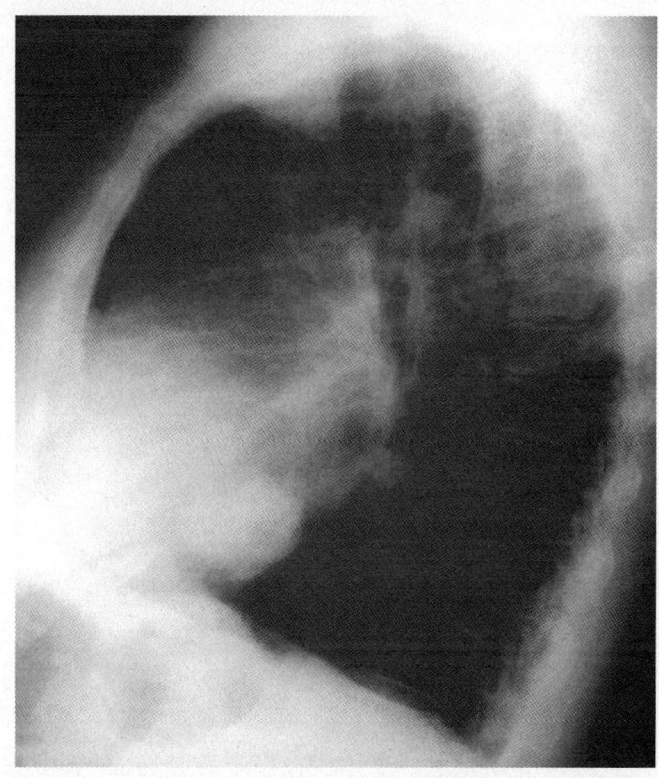
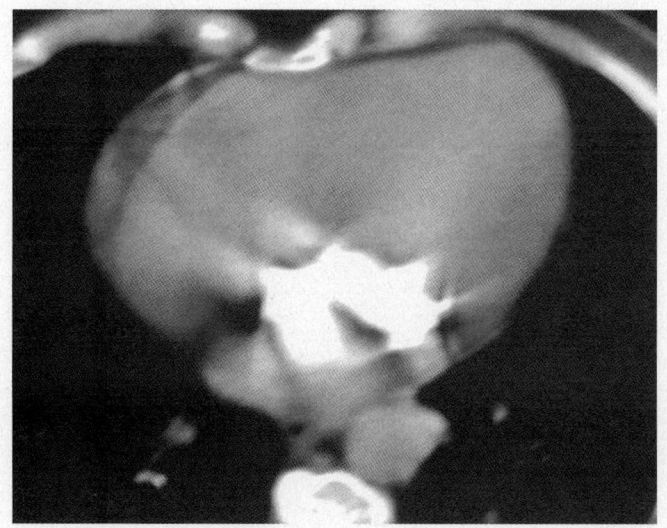

1. 几个心腔受累?
2. 肿块扩展到心脏以外了吗?
3. 肿块是良性的还是恶性的?
4. 鉴别诊断是什么?

病例 38

左心房黏液瘤

1. 1个。
2. 没有。
3. 良性的。
4. 血栓钙化或黏液瘤。

参考文献

Restrepo CS, Largoza A, Lemos DF, et al. CT and MR imaging findings of malignant cardiac tumors. *Curr Probl Diagn Radiol* 34:12-21, 2005.

相关参考文献

Cardiac Imaging: THE REQUISITES, 2nd edition, pp 263-266.

点 评

侧位平片显示一个团块投影于心脏后面。CT扫描显示左房内高密度钙化的边界清楚的肿块，符合良性肿块的表现。鉴别诊断包括钙化血栓和黏液瘤。

黏液瘤通常位于左心房，是最常见的心脏良性肿瘤之一。黏液瘤患者可无症状，或进展为二尖瓣狭窄的症状以及发热、贫血、血沉增快等症候群。黏液瘤可造成体循环栓塞，引起暂时性缺血发作、脑卒中或其他体循环器官疾病。因此，即使是良性肿瘤，也通常需要切除。

肿瘤边界清晰，常有窄蒂附着于房间隔的卵圆窝。广基附着心房壁者较少见。黏液瘤可钙化，虽然高密度钙化并不常见，或者可有铁沉积。黏液瘤在自旋回波MRI的典型表现为高信号团块。由于纤维化、钙化或铁沉积，黏液瘤在梯度回波MR影像中表现为类似血栓的低信号。因此，为了鉴别黏液瘤与不强化的血栓，应用自旋回波的对比增强很重要。

病例 39

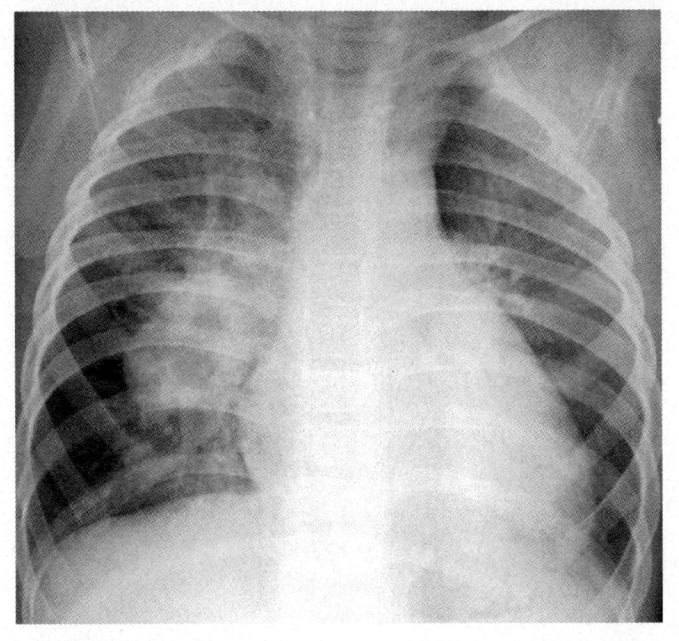
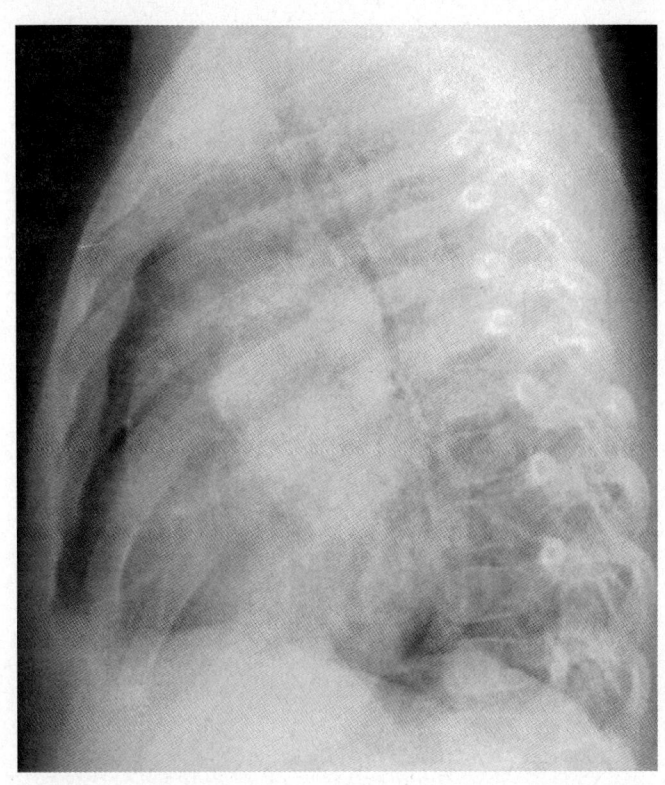

1. 什么血管结构扩大？
2. 鉴别诊断是什么？
3. 这是一个法洛四联症患者，最可能的诊断是什么？
4. 最主要的阻塞性病灶在什么部位？

病例 39

法洛四联症伴肺动脉瓣缺如

1. 中央肺动脉，尤其是右肺动脉。
2. 肺动脉高压、肺动脉瘤、法洛四联症伴肺动脉瓣缺如。
3. 法洛四联症伴肺动脉瓣缺如。
4. 肺动脉瓣。

参考文献

Kirshbom PM, Kogon BE. Tetralogy of Fallot with absent pulmonary valve syndrome. *Semin Thorac Cardiovasc Surg Pediatr Card Surg Annu* 7:65-71, 2004.

相关参考文献

Cardiac Imaging: THE REQUISITES, 2nd edition，p 193.

点评

胸片显示右肺动脉增宽，左肺动脉轻度增宽。肺动脉干扩张很难显示。鉴于大多数法洛四联症患者均有肺动脉瓣缺如，肺动脉干及左、右肺动脉均明显增宽并不是一种常见表现。由于气管支气管受压，通常肺体积扩大。

包含原始瓣膜组织发育不全的肺动脉环和肺动脉瘤样扩张是肺动脉瓣缺如的法洛四联症的特征。四联症的其他病变也存在于这些患者。肺动脉显著增宽引起大气道受压，并导致早期呼吸窘迫。

病例 40

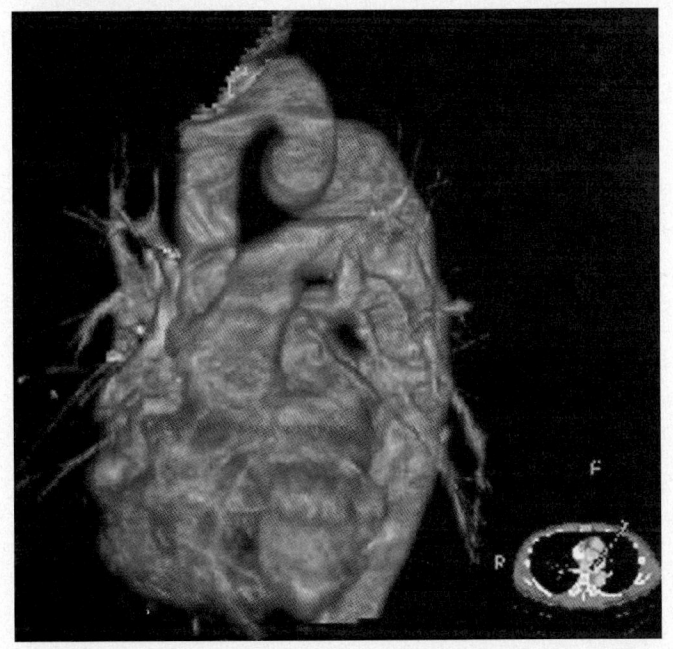
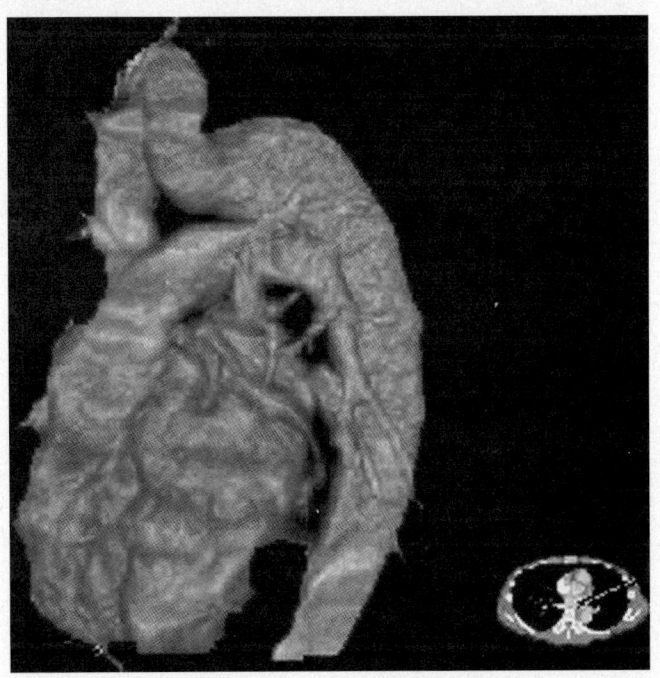

CT 容积再现重建影像（Photo courtesy of Dr. Shangyun Ho, Chang-Hua, Taiwan.）

1. 诊断是什么？
2. 为什么主动脉扭曲？
3. 这种情况下有侧支循环建立吗？
4. 肋骨切迹存在吗？

病例 40

主动脉假性缩窄

1. 假性缩窄。
2. 主动脉在动脉韧带的附着点迂曲并扭曲。
3. 无。
4. 无。

参考文献

Sebastia C, Quiroga S, Boye R, Perez-Lafuente M, Castella E, Alvarez-Castells A. Aortic stenosis: spectrum of diseases depicted at multisection CT. *Radiographics* 23(Special Issue):S79-S91, 2003.

相关参考文献

Cardiac Imaging: THE REQUISITES, 2nd edition，p 420.

点 评

CT 扫描显示主动脉在动脉韧带处扭曲。该处管腔无明显狭窄。

假性缩窄是由于主动脉弓在动脉韧带的附着点迂曲并扭结造成的。主动脉的假性缩窄与真性缩窄表现相似。但扭曲点两端无压力差，也无管腔的狭窄。因此，并没有侧支循环和肋骨切迹出现。

病例 41

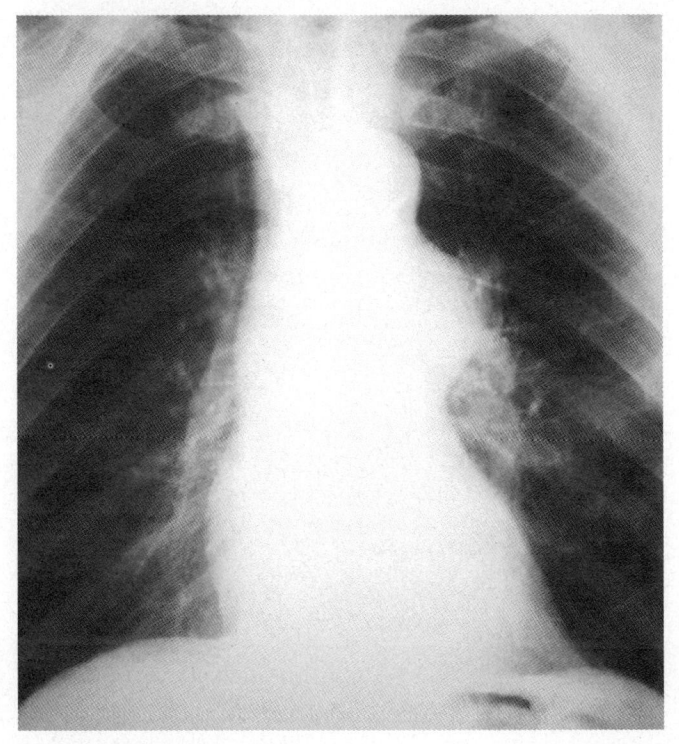
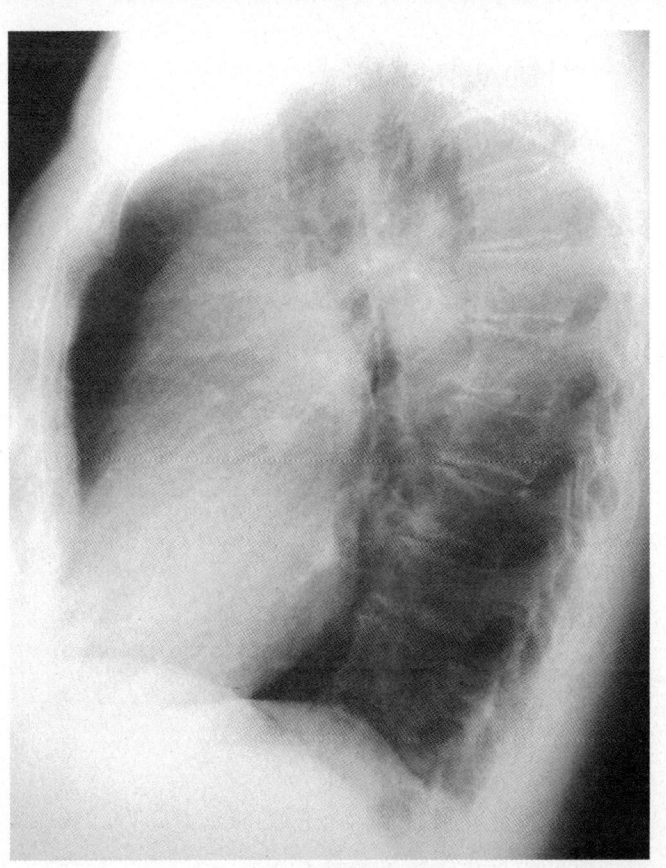

1. 哪些血管结构扩张？
2. 最可能的诊断是什么？
3. 造成这种异常的最常见的原因是什么？
4. 新生儿期最常见的治疗是什么？

病例 41

先天性肺动脉瓣狭窄

1. 主肺动脉、左肺动脉。
2. 先天性肺动脉瓣狭窄。
3. 瓣叶发育成带孔隔膜。
4. 球囊扩张瓣膜成形术。

参考文献

Higgins CB. Valvular heart disease. In Webb WR, Higgins CB, editors: *Thoracic imaging: pulmonary and cardiovascular radiology*. Philadelphia, 2005, Lippincott Williams & Wilkins, pp 707-719.

相关参考文献

Cardiac Imaging: THE REQUISITES, 2nd edition, pp 184-191.

点评

胸片显示主肺动脉及左肺动脉增宽，右肺动脉正常。这些表现符合肺动脉瓣狭窄。

肺动脉瓣狭窄最常见的先天性疾病，由瓣叶带孔膜化、二叶瓣或瓣膜发育不全造成（与Noonan综合征有关）。

胸部平片表现随患者年龄及并发畸形的不同而不同。婴儿期巨大的胸腺遮盖主肺动脉，肺血流减少为本病惟一表现。主肺动脉及常见左肺动脉的狭窄后扩张可见于较大儿童及成人。右肺动脉正常。除非狭窄严重到阻塞心脏流出道，通常心脏大小正常。

超声心动图可显示瓣叶增厚、活动度差和通过病变处的喷射血流。血管造影显示瓣叶穹隆状、瓣叶增厚及活动差。造影剂喷射性通过瓣膜。

可以对婴儿及较小儿童患者实施球囊扩张瓣膜成形术。球囊瓣膜成形术的并发症之一是肺动脉反流。稍大的儿童及成人通常需要瓣膜置换。

病例 42

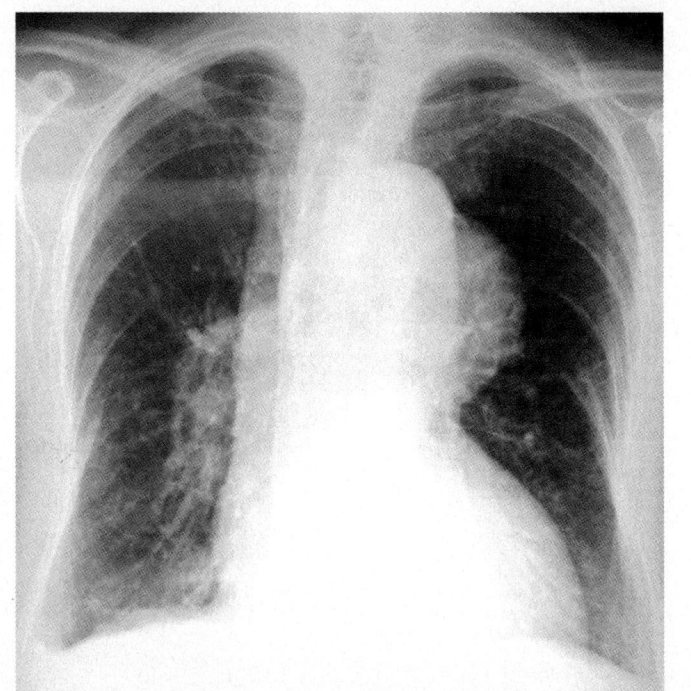
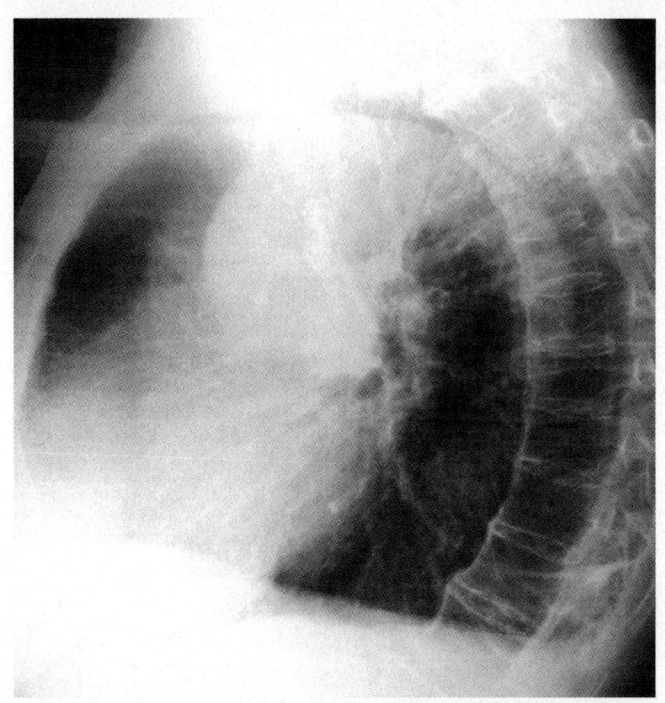
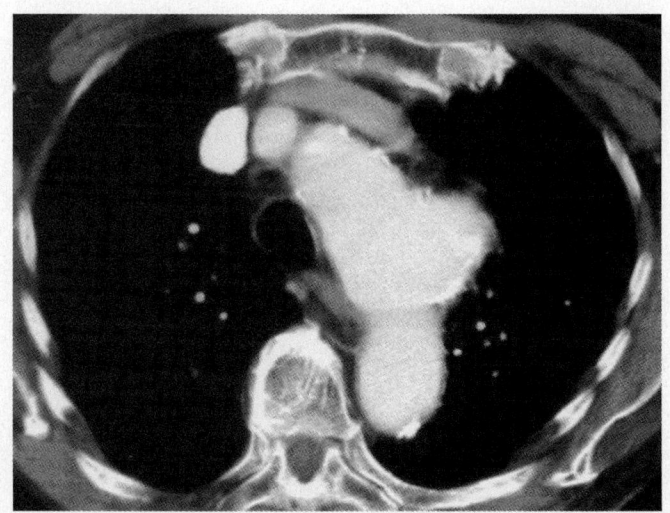
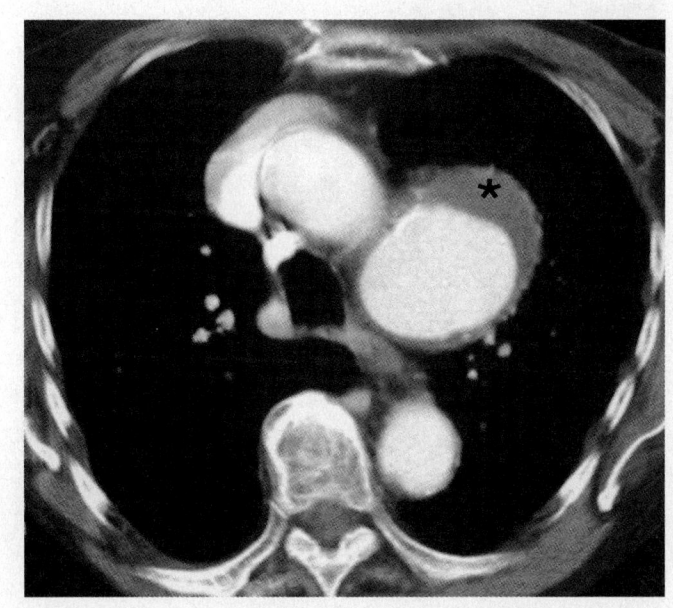

1. 胸片上团块影的鉴别诊断是什么？
2. 诊断是什么？
3. 未增强区（*）是什么？
4. 引起病变的最可能的原因是什么？

答 案

病例 42

主动脉弓动脉瘤

1. 支气管源性囊肿、淋巴结病、主动脉弓动脉瘤和肺动脉瘤均要注意鉴别。
2. 主动脉弓动脉瘤。
3. 附壁血栓/动脉粥样硬化斑块。
4. 动脉粥样硬化。

参考文献

Gotway MB, Dawn SK. Thoracic aorta imaging with multislice CT. *Radiol Clin North Am* 41:521-543, 2003.

相关参考文献

Cardiac Imaging: THE REQUISITES, 2nd edition, pp 368-369, 398-400.

点 评

  胸片显示边界清楚的团块影，可以与升主动脉、降主动脉相区别。CT 扫描显示为来自主动脉弓的巨大囊性动脉瘤。动脉瘤内有大量的"附壁血栓"（动脉粥样硬化斑块）。

  主动脉扩张直径大于 5 cm 时称为动脉瘤。主动脉最大直径是其破裂风险的重要判定因素。如果主动脉直径≥6cm，短期内破裂的风险高于 30%。

  主动脉真性动脉瘤的动脉壁 3 层都是完整的。相反，假性动脉瘤来自主动脉壁一层或多层的局部分离，可能为外膜及周围纤维组织包绕。在 CT 和 MRI 上真性动脉瘤的瘤颈宽（如此例患者），而假性动脉瘤的瘤颈窄。真性动脉瘤多继发于动脉粥样硬化，其他病因包括传染病、结缔组织病如马方综合征、主动脉炎、特发性主动脉囊性中层坏死、主动脉瓣膜疾病的并发症和残存动脉导管的动脉瘤。

  在胸主动脉瘤的影像学评价中，观察到附壁血栓对外周栓塞患者是很重要的。

(赵洪涛译 元小东校)

病例 43

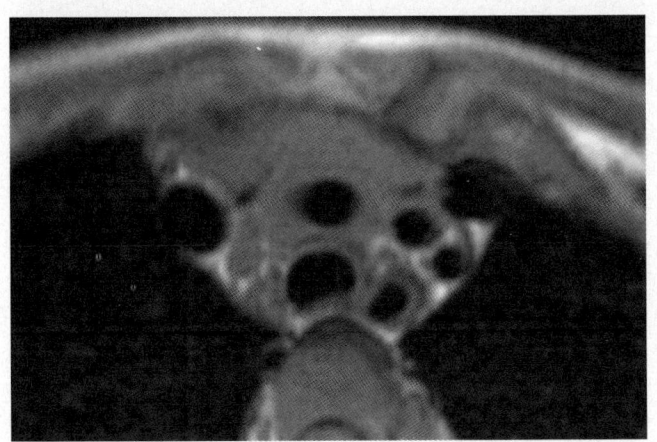
轴位自旋回波 MR 成像

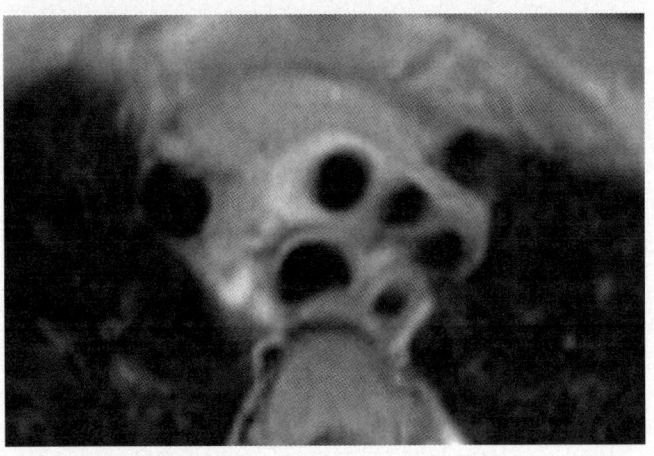
轴位自旋回波钆增强脂肪饱和 MR 成像

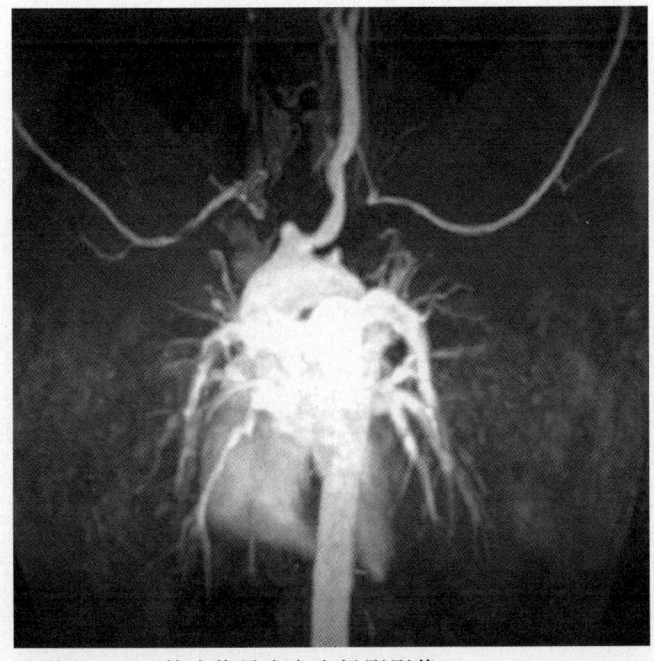
钆增强 MR 血管成像最大密度投影影像

1. 哪些血管狭窄？
2. 在青年女性最可能的诊断是什么？
3. 疾病处于活动（炎性）期吗？
4. 该疾病常累及哪些胸部血管？

病例 43

高安动脉炎

1. 头臂动脉、左颈总动脉和左锁骨下动脉。
2. 高安动脉炎。
3. 是。
4. 主动脉、右颈总动脉、锁骨下动脉和肺动脉。

参考文献

Gotway MB, Araoz PA, Macedo TA, et al. Imaging findings in Takayasu's arteritis. *AJR Am J Roentgenol* 184:1945-1950, 2005.

相关参考文献

Cardiac Imaging: THE REQUISITES, 2nd edition, pp 384-387.

点 评

MRI 显示主动脉弓近端狭窄。管壁增厚并且强化，提示为活动（炎性）期动脉炎。在青年女性最可能的诊断是高安动脉炎。

在高安动脉炎，MRI 和 CT 显示为主动脉及其分支的狭窄、闭塞或扩张或三者同时出现。高安动脉炎以主动脉和/或沿着狭窄主动脉及其分支的弓血管的管壁增厚为特征。其他动脉如肺动脉可受累。在活动期高安动脉炎患者，MRI 钆增强自旋回波成像显示管壁增厚和受累血管的增强。由于血管造影术导管进入胸主动脉很困难，因此 MRI 或 CT 的无创成像对有严重弓血管或腹主动脉狭窄或闭塞的患者具有特殊意义。

病例 44

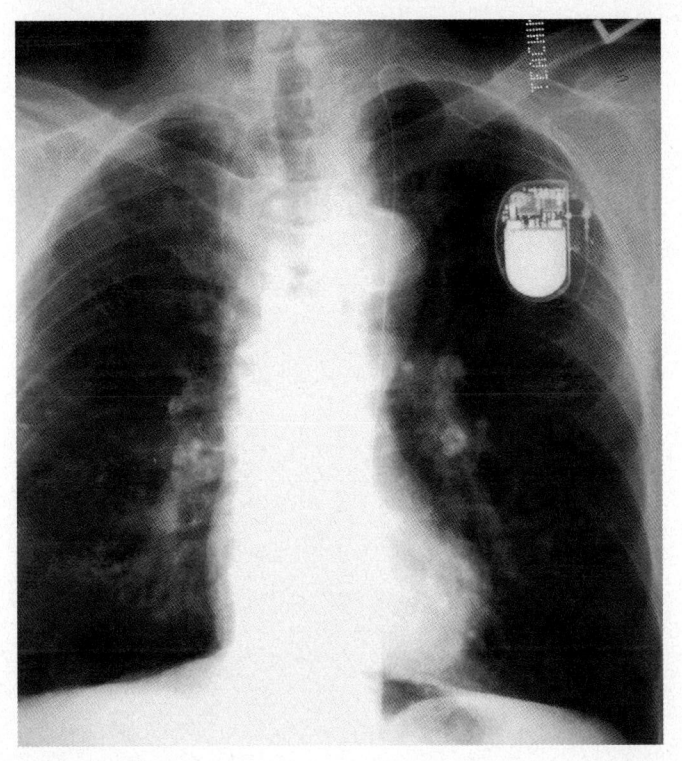
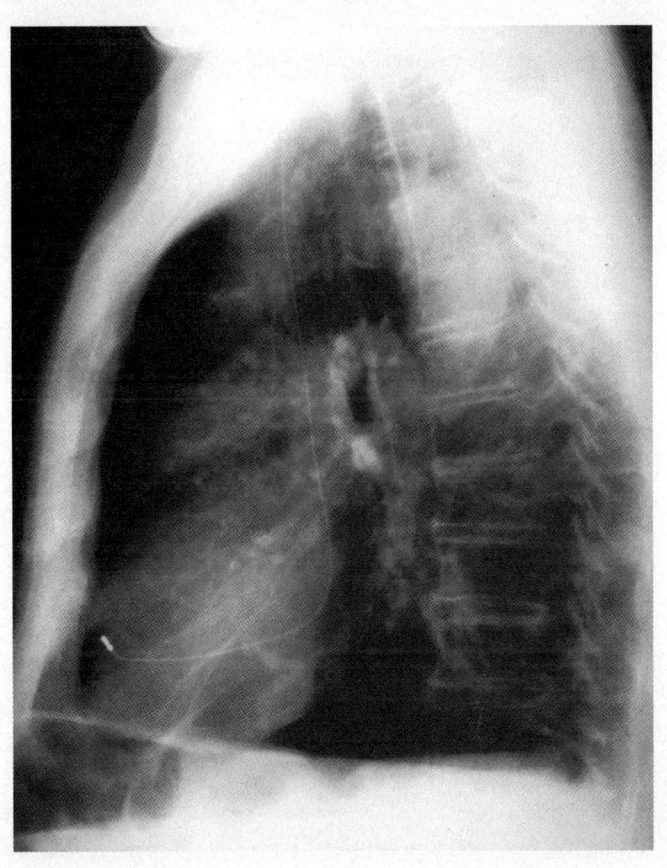

1. 起搏器导线尖端在哪里?
2. 起搏器路径?
3. 通过这一条路径起搏器能正常运行吗?
4. 冠状窦属于哪个动脉系统?

病例 44

永存左上腔静脉患者起搏器植入术后

1. 右房附属结构和右室。
2. 左锁骨下动脉、左头臂干、永存左上腔静脉、冠状窦、右房、右室。
3. 能。
4. 冠状动脉系统。

参考文献

Minniti S, Visentini S, Procacci C. Congenital anomalies of the venae cavae: embryological origin, imaging features and report of three new variants. *Eur Radiol* 12:2040-2055, 2002.

相关参考文献

Cardiac Imaging: THE REQUISITES, 2nd edition, pp 40-41.

点评

胸片显示起搏器导线通过左锁骨下静脉、左头臂静脉、冠状窦和右房。起搏器通过这一路径能正常运行。

出生后，左前心脏静脉的持续存在形成了永存左上腔静脉。左头臂静脉血流回流到左侧上腔静脉，后者通常与冠状窦相连接。血流增加使冠状窦扩张，尤其在患者无右上腔静脉时。大多数永存左上腔静脉的患者有右上腔静脉，患者解剖的其他方面正常。这种解剖异常可在CT扫描时偶然发现或在放置中央静脉导管、肺动脉导管或起搏器后显示。

病例 45

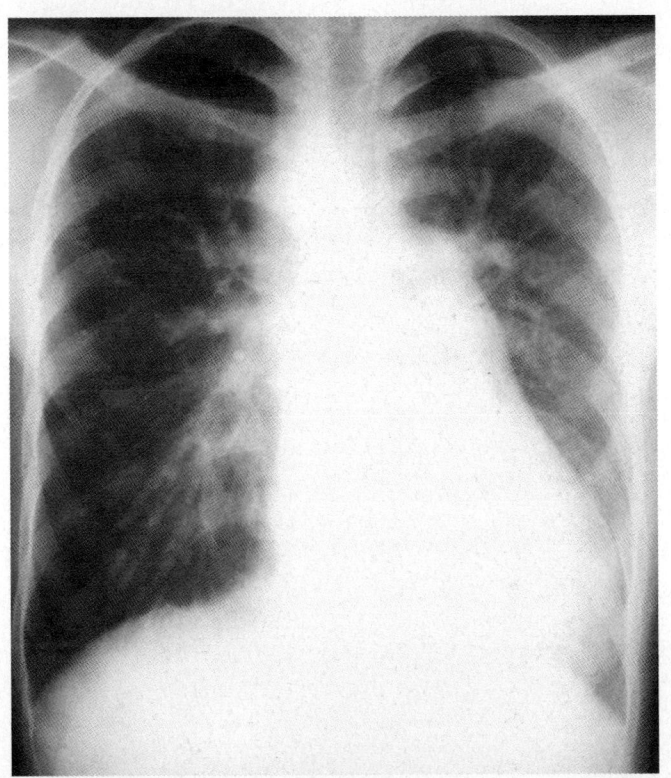
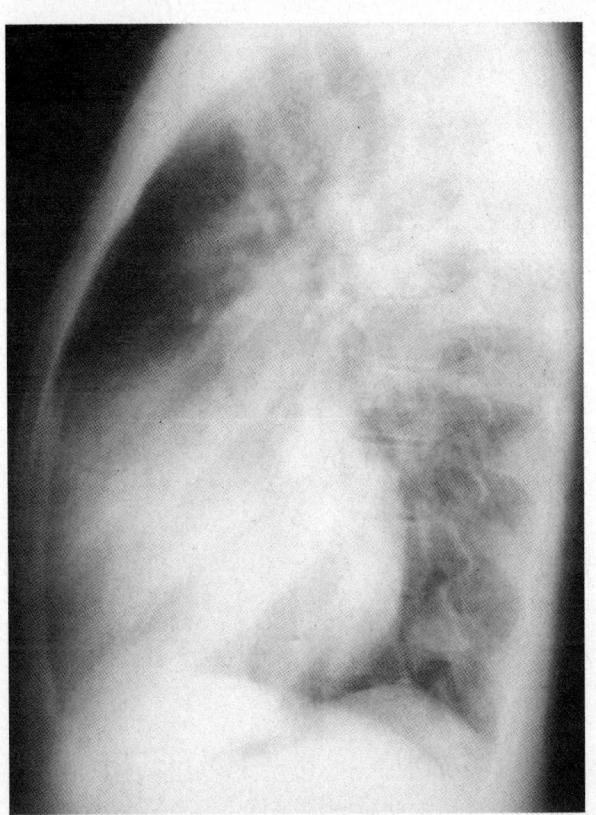
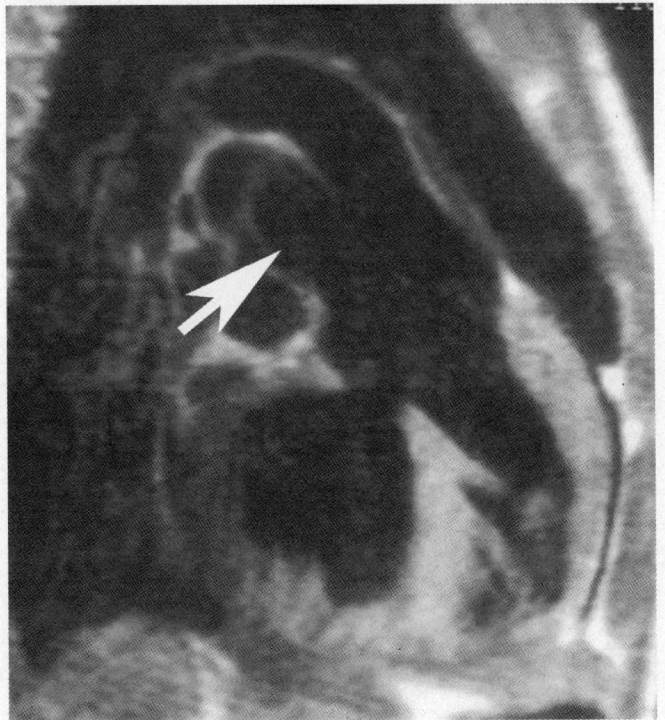

矢状位自旋回波 MR 成像

1. 肺血供应增加吗？
2. 主动脉弓位于哪侧？
3. 箭头所指是何结构？
4. 对于发绀患者最可能的诊断是什么？

答 案

病例 45

永存动脉干

1. 是。
2. 右侧。
3. 肺动脉。
4. 永存动脉干。

参考文献

Reddy GP, Higgins CB. Magnetic resonance imaging of congenital heart disease: evaluation of morphology and function. *Semin Roentgenol* 38:342-351, 2003.

相关参考文献

Cardiac Imaging: THE REQUISITES, 2nd edition, pp 310-314.

点 评

胸片显示肺血增加、心影增大和右位主动脉弓。MRI显示肺动脉和主动脉起源于同一主干。

永存动脉干是肺动脉和主动脉起源于同一主干的一种混合性发绀病变。患者可能有一个主肺动脉，但有些患者是右肺动脉和左肺动脉分别起自共同主干。患者有室间隔缺损。主干瓣膜通常是三叶瓣，也可能是四叶或更多。大约30%~35%的患者具有镜像右位主动脉弓。

平片可见分流血管，心影增大，通常还有右位主动脉弓。

病例 46

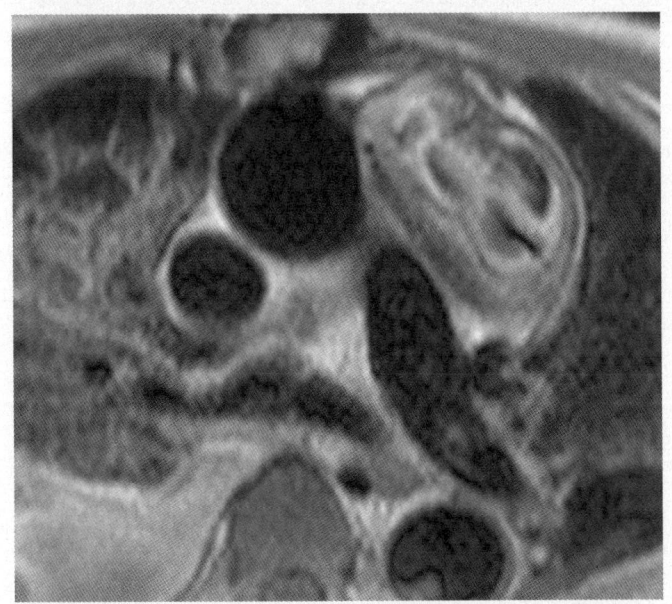
轴位自旋回波 MR 成像

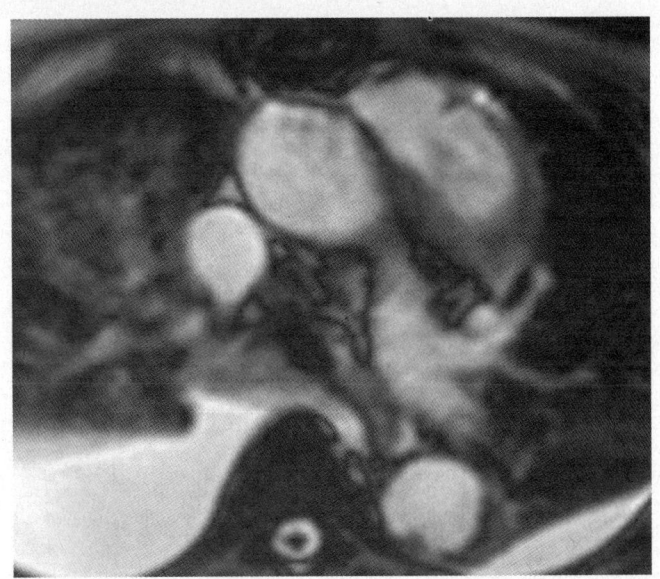
轴位梯度回波 MR 成像

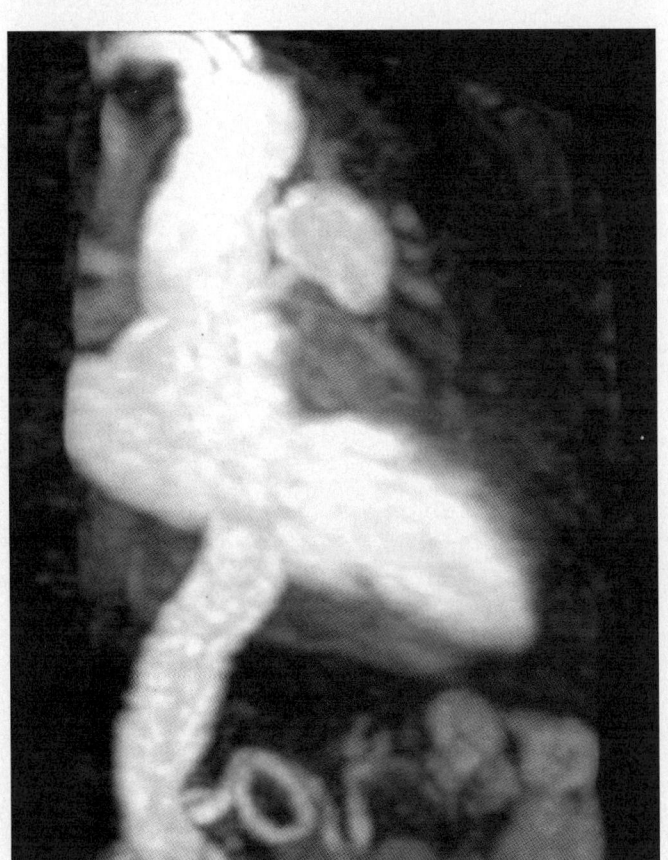
钆增强 MR 血管成像最大密度投影影像

1. 肿块在哪里？
2. 肿块是血管吗？
3. 患者有心外科手术史，诊断是什么？
4. 为什么自旋回波（黑血）影像肿块内有不均一增强信号？

答 案

病例 46

冠状动脉搭桥术后桥血管动脉瘤

1. 上纵隔左侧。
2. 是。
3. 冠状动脉搭桥术后桥血管动脉瘤。
4. 动脉瘤内有缓慢血流。

参考文献

Reddy GP, Steiner RM. Aneurysm of saphenous vein coronary bypass graft: diagnosis by computed tomography. *J Thorac Imaging* 14:147-149, 1999.

相关参考文献

Cardiac Imaging: THE REQUISITES, 2nd edition, pp 226-227.

点 评

MRI 显示肿块在上纵隔近升主动脉左侧处。在动脉收缩期，增强 MR 血管造影最大密度投影成像显示肿块与主动脉相连并充满造影剂。这是用隐静脉行冠状动脉搭桥术后发生的动脉瘤。

冠状动脉搭桥后的动脉瘤很少见。与内乳动脉搭桥术相比，隐静脉搭桥术后动脉瘤更常见。假性动脉瘤可发生于吻合口，真性动脉瘤可发生于桥血管，也可继发于动脉粥样硬化。患者可能需要再次手术进行动脉瘤修补。

平片可见圆形或椭圆形纵隔肿块。对比增强 CT 或 MR 血管成像可确诊。

病例 47

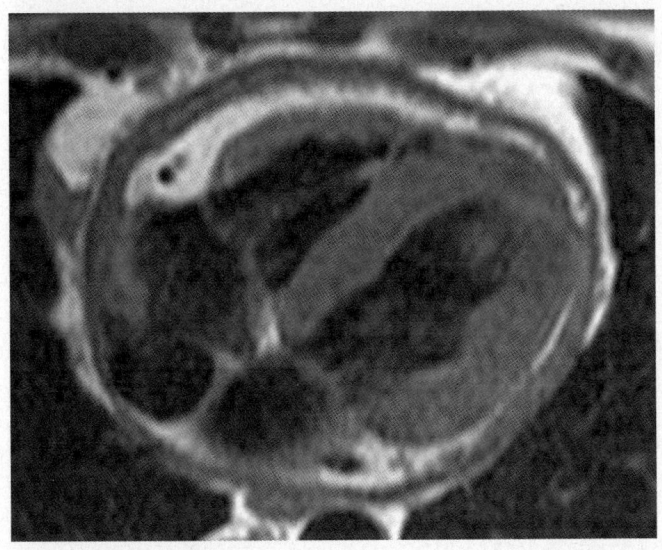

轴位自旋回波 MR 成像

1. 心包有什么异常？
2. 缩窄性心包炎的 MRI 表现是什么？
3. 仅凭 MRI 可确诊缩窄性心包炎吗？
4. 在美国，缩窄性心包炎常见的病因是什么？

病例 48

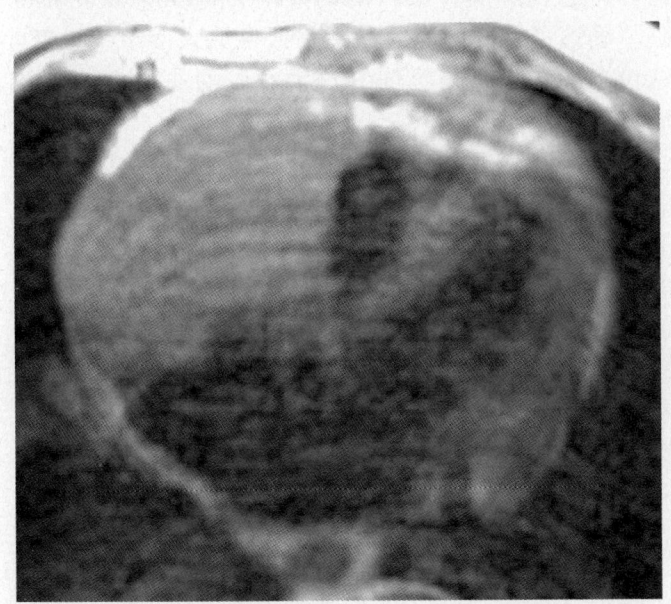 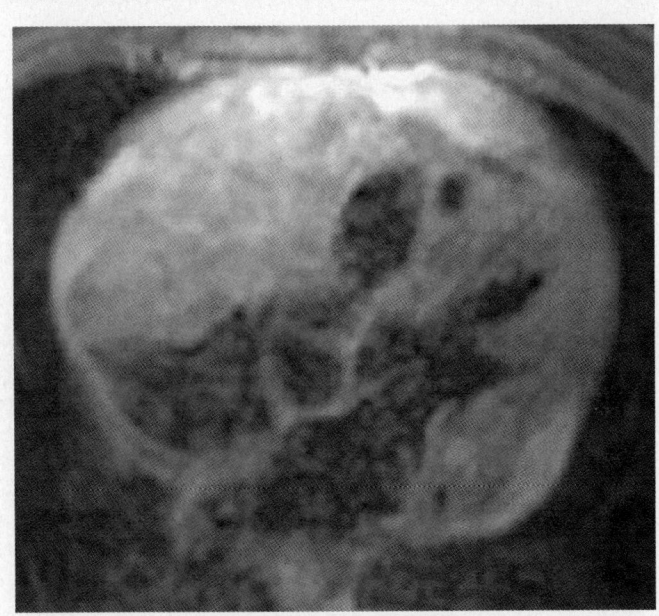

轴位自旋回波 MR 成像　　　　　　　　　　　　　　轴位自旋回波钆增强脂肪饱和 MR 成像

1. 几个房室受累？
2. 肿块有浸润吗？
3. 肿块是良性还是恶性？
4. 最可能的诊断是什么？

病例 47

缩窄性心包炎

1. 增厚。
2. 心包增厚（≥4mm）且室间隔舒张功能障碍（间隔弹起）。
3. 不能，必须要有临床信息证实患者有缩窄性/限制性病理基础。
4. 心外科手术、放射治疗、尿毒症性心包炎、病毒性心包炎和结核性心包炎。

参考文献

Wang ZJ, Reddy GP, Gotway MB, Yeh BM, Hetts SW, Higgins CB. CT and MR imaging of pericardial disease. *Radiographics* 23(Special Issue):S167-S180, 2003.

相关参考文献

Cardiac Imaging: THE REQUISITES, 2nd edition, pp 253-256.

点 评

发生缩窄性心包炎时心室舒张期充盈受限，导致心房和心室压力相等，此即为缩窄/限制的病理基础。患者症状与充血性心力衰竭的症状相似。体格检查可以发现典型的吸气时颈静脉压力反而升高的 Kussmaul 征。缩窄性心包炎病因包括心外科手术、放射治疗、尿毒症性心包炎、病毒性心包炎和结核性心包炎（在工业化国家少见）。

缩窄性心包炎和限制型心肌病具有相似的临床表现以及超声心动图和心脏导管术表现。但是，由于缩窄性疾病患者通常行心包切开术可缓解，而限制型心肌病患者预后差，需要内科治疗或心脏移植，因此，这两类疾病间的鉴别是很重要的。

如果有缩窄性/限制性的病理基础，MRI 显示心包增厚（≥4mm）时即可确诊缩窄性心包炎。电影 MRI 显示心室间隔舒张功能障碍（间隔弹起）也是一个关键发现。次要发现还有：下腔静脉、肝静脉和右房的扩张，管状狭窄的右心室。

记住，在无缩窄性病理基础时也可有心包增厚，这一点是很重要的。只有在临床上有缩窄性/限制性的病理基础时，才能诊断缩窄性心包炎。

病例 48

心脏淋巴瘤

1. 2个。
2. 有。
3. 恶性。
4. 继发肿瘤。

参考文献

Restrepo CS, Largoza A, Lemos DF, et al. CT and MR imaging findings of malignant cardiac tumors. *Curr Probl Diagn Radiol* 34:1-11, 2005.

相关参考文献

Cardiac Imaging: THE REQUISITES, 2nd edition, pp 261, 270.

点 评

MRI 显示一个累及右房和右室的巨大浸润性肿块。这些表现提示为恶性肿瘤。已知患者身体其他部位已有恶性肿瘤，最可能的诊断为继发肿瘤累及心脏。确诊可行心内膜心肌活检或开放式活组织检查。这位患者患有累及纵隔并浸润心脏的非霍奇金淋巴瘤。

大约98%的心脏肿瘤是继发性肿瘤，大多数是通过直接蔓延（淋巴瘤或乳腺癌、肺癌转移）和血行播散（黑色素瘤、肺癌或乳腺癌）。在肾细胞癌患者，癌细胞可通过下腔静脉进入右心房。

MRI 可显示肿瘤的大小、位置以及心脏功能，对比增强序列可显示肿瘤边界和毗邻结构受侵。需要注意的是增强表现并不意味着恶性肿瘤，良性肿瘤也可以有增强。

病例 49

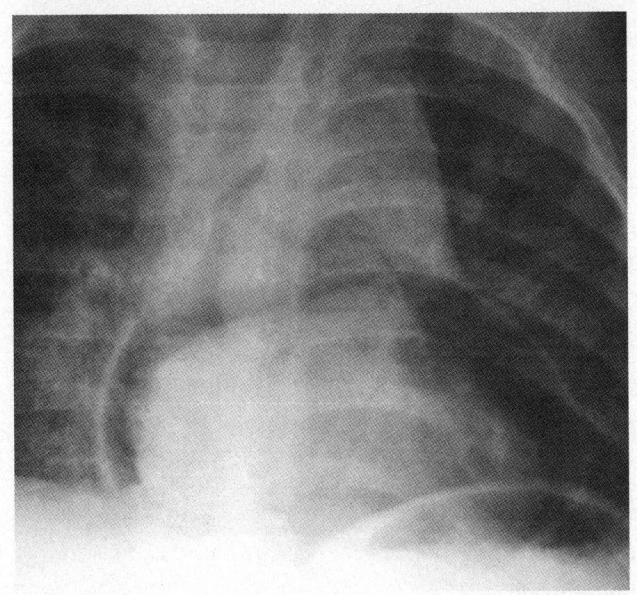

1. 有何异常？
2. 病因是什么？
3. 气压性创伤如何造成该表现？
4. 恶性肿瘤如何造成该表现？

病例 50

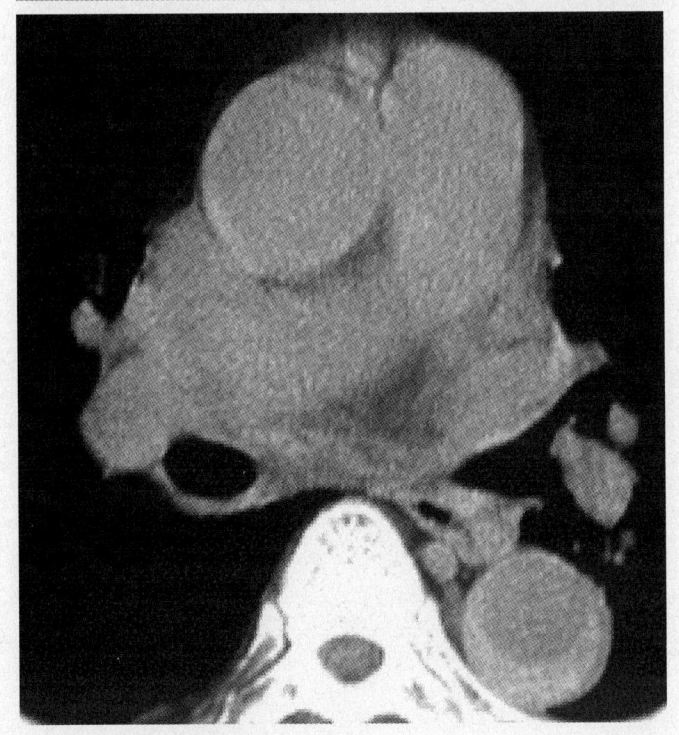
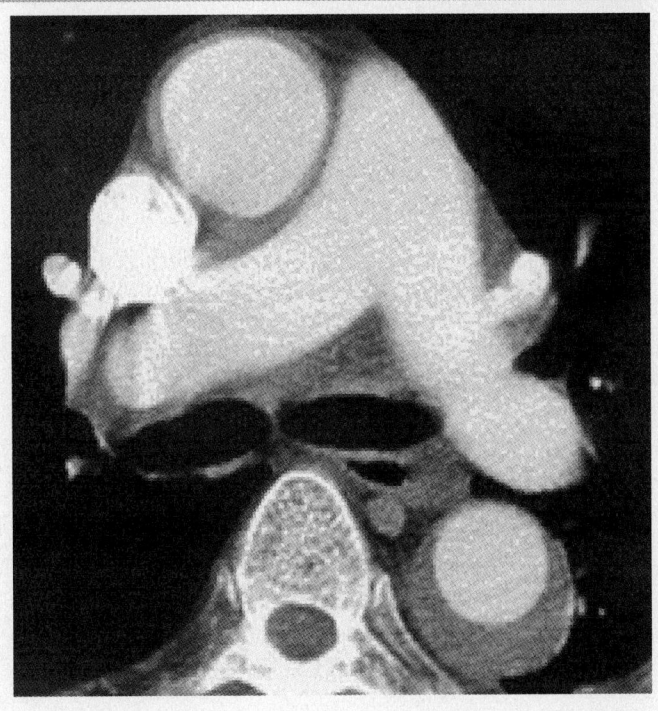

1. 主动脉壁的高密度物质是什么？
2. 诊断是什么？
3. 属斯坦福分类的 A 型还是 B 型？
4. 该病变需要外科治疗吗？

病例 49

心包积气

1. 心包积气。
2. 创伤、医源性因素（心包穿刺术、外科手术、气压伤）、食管-心包瘘、恶性肿瘤。
3. 间隙气体沿肺血管形成夹层。常见于儿童，成人少见，成人见于心外科手术或心包器械操作后。
4. 通常继发于瘘，如食管-心包瘘。

参考文献

Trotman-Dickenson B. Radiology in the intensive care unit (part 2). *J Intensive Care Med* 18:239-252, 2003.

Song H, Choi YW, Jang IS, Jeon SC, et al. Pericardium: anatomy and spectrum of disease on computed tomography. *Curr Probl Diagn Radiol* 31:198-209, 2002.

点 评

此婴儿心包腔内有大量气体积聚。心包凹陷处的轮廓也显示气体的存在。

心包积气大多数是外伤性和医源性的。心包穿刺术后的心包内可有少量气体，但大量心包积气少见。婴幼儿气压伤可造成大量心包积气。在这种情况下，心包积气通常为自限性，可自发吸收消散。

在罕见的情况，可有食管-心包瘘发生，有时可继发于恶性肿瘤。这种情况下，可造成患者心包积气积液。

（张蕴宜译 高明校）

病例 50

壁内血肿——斯坦福 B 型

1. 血（血肿）。
2. 壁内血肿。
3. B 型，血肿仅累及降主动脉。
4. 不需要。B 型壁内血肿可以内科治疗。

参考文献

Gotway MB, Dawn SK. Thoracic aorta imaging with multislice CT. *Radiol Clin North Am* 41:521-543, 2003.

相关参考文献

Cardiac Imaging: THE REQUISITES, 2nd edition, pp 402-406.

点 评

CT 扫描可显示主动脉壁内血肿，表现为血管壁的增厚和高密度。

壁内血肿大多数是由于供应主动脉壁的血管扩张破裂造成。破裂后流出的血液进入主动脉壁，使内膜撕裂，直接分离剖割血管壁。如内膜未分离，壁内血肿存在。壁内血肿可以局部存在，或者沿血管壁向前或逆行扩展，很少破裂至外膜。壁内血肿可以看作为一种夹层，而且治疗与真正的夹层相似。斯坦福 B 型壁内血肿通常可以内科治疗，而斯坦福 A 型则需要外科治疗。

CT 显示特征性高密度增厚的主动脉壁。在 MRI 自旋回波显示为中到高等信号强度。由于壁内血肿在钆增强 MRI 序列中可被漏诊，这种情况下不能单纯依靠钆增强 MRI 做出诊断。

病例 51

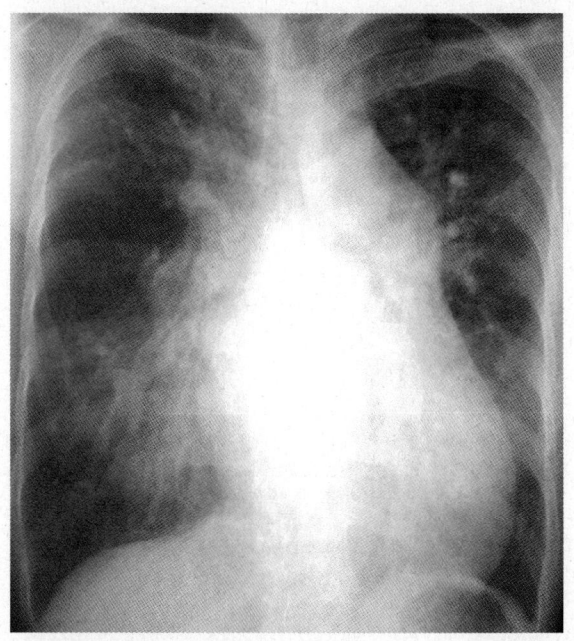

1. 肺血流是增加还是减少?
2. 左心房增大吗?
3. 主动脉弓正常吗?
4. 对于无发绀的患者,最可能的诊断是什么?

病例 52

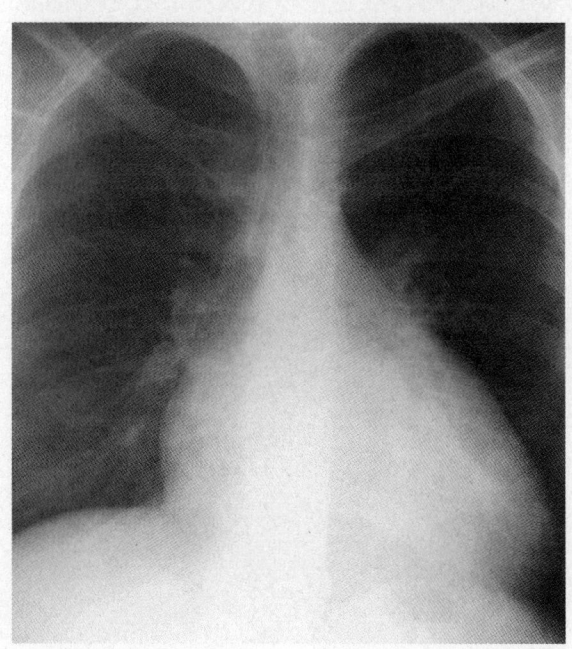

1. 扩张型心肌病最常见的病因是什么?
2. 对于年轻患者,导致扩张型心肌病的病因有哪些?
3. 扩张型心肌病的临床特点是什么?
4. 扩张型心肌病如何治疗?

病例 51

动脉导管未闭

1. 增加。
2. 是的。
3. 不正常，增大。
4. 动脉导管未闭。

参考文献

Steiner RM, Reddy GP, Flicker S. Congenital cardiovascular disease in the adult patient: imaging update. *J Thorac Imaging* 17:1-17, 2002.

相关参考文献

Cardiac Imaging: THE REQUISITES, 2nd edition, pp 334-337.

点 评

胸片显示左心房和主动脉弓均增大，肺血流增加。在无发绀症状的患者，最可能的诊断是动脉导管未闭。

在胎儿期，动脉导管是一个开放的血管，连接原始降主动脉与主肺动脉或左肺动脉，使右心室输出的血液绕过肺组织。由于循环中氧分压升高，动脉导管通常会在出生后不久关闭。如果动脉导管未关闭，在胎儿出生后第一周可以用吲哚美辛，尤其是早产儿，更应该用此药。如果动脉导管仍未关闭，肺动脉压会升高。如果不伴其他畸形，动脉导管可行外科手术结扎或经导管弹簧圈栓塞。

病例 52

扩张型心肌病

1. 缺血性心肌病。
2. 这种疾病可为原发或继发于酒精中毒、高血压、病毒性疾病、糖尿病或毒素。
3. 左心室衰竭。
4. 对心室衰竭的处理。心脏移植是有确定疗效的方法。

参考文献

Mistry DJ, Kramer CM. Imaging of cardiopulmonary diseases. *Clin Sports Med* 22:197-212, 2003.

相关参考文献

Cardiac Imaging: THE REQUISITES, 2nd edition, pp 271-272.

点 评

胸片显示心影普遍增大。在年轻患者，应考虑扩张型心肌病，应与心包积液相鉴别。

扩张型心肌病的特点是左心室或左、右心室的衰竭和增大，心室收缩功能降低。治疗包括心衰的处理，对适合心脏移植的患者，心脏移植是最佳的治疗方法。

病例 53

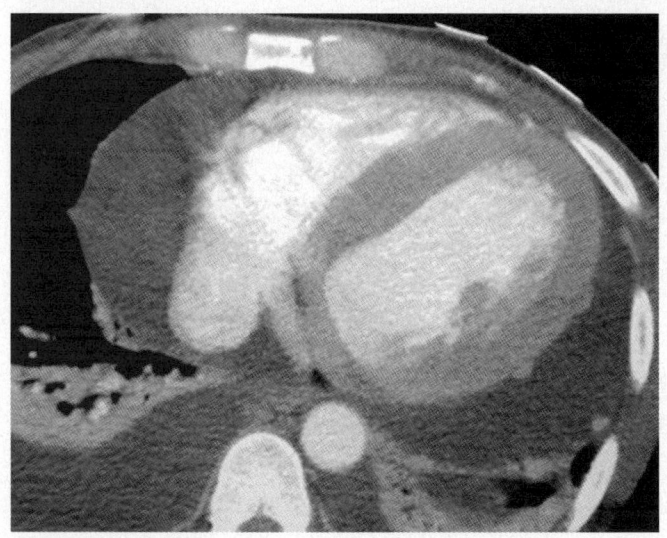

轴位自旋回波 MR 成像

1. 有心包积液吗？
2. 心包增厚吗？
3. 有心包结节吗？
4. 患者有乳腺癌病史，最可能的诊断是什么？

病例 54

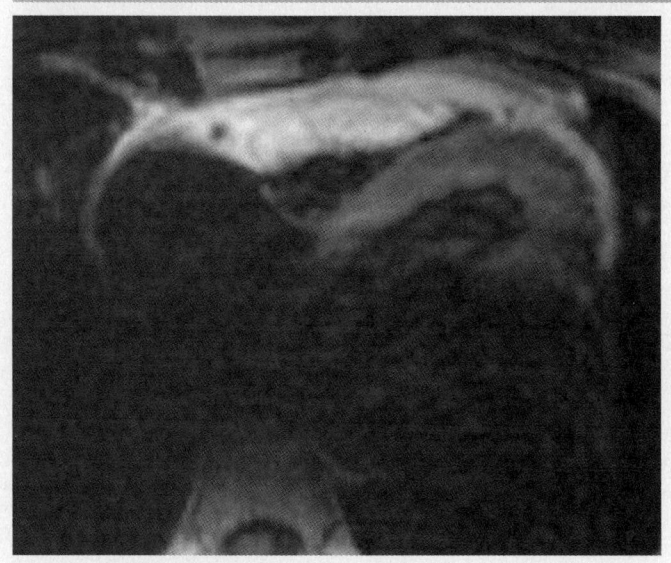 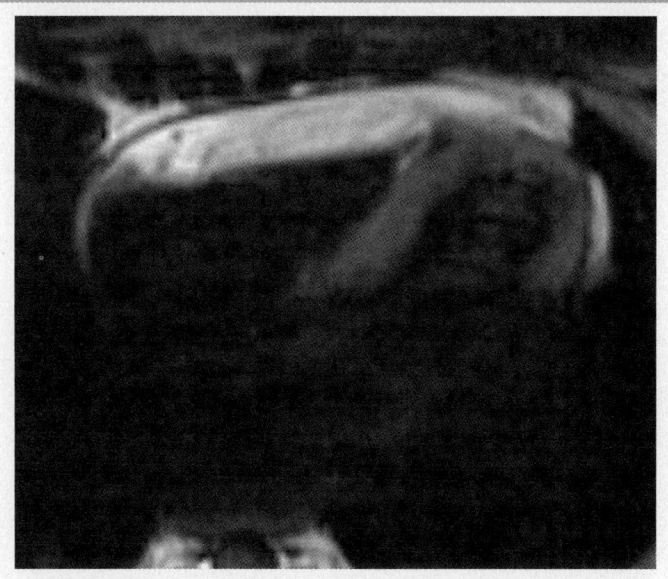

轴位自旋回波 MR 成像

1. 右心室有何异常？
2. 患者的哥哥在锻炼中猝死，尸检显示在右心室心肌有大量脂肪浸润。最可能的诊断是什么？
3. 这种疾病有哪些常见特征？
4. 为什么这种疾病的心肌组织切片敏感性低？

病例 53

心包转移癌

1. 有。
2. 是。
3. 有。
4. 转移癌。

参考文献

Wang ZJ, Reddy GP, Gotway MB, Yeh BM, Hetts SW, Higgins CB. CT and MR imaging of pericardial disease. *Radiographics* 23(Special Issue):S167-S180, 2003.

相关参考文献

Cardiac Imaging : THE REQUISITES, 2nd edition, p 261.

点 评

患者有乳腺癌病史，出现心包积液、心包增厚、心包结节，符合转移癌的表现。

心包转移癌比心包原发性肿瘤更多见。肿瘤可以通过淋巴液或血行转移到心包，也可以由肺或纵隔肿瘤直接侵及心包。最常累及心包的肿瘤是乳腺癌和肺癌，其次是淋巴癌和黑色素瘤。心包转移癌在CT或MRI上可表现为心包积液、不规则心包增厚、心包结节以及心包肿块。心包积液可以是血性的，在自旋回波MRI上呈高信号。对比增强检查有助于恶性疾病的诊断，恶性病变通常在注射造影剂后有强化。

病例 54

致心律失常性右室发育不良

1. 心肌脂肪浸润。
2. 致心律失常性右室发育不良。
3. 右心室室性心律失常、晕厥、猝死（心脏骤停）。
4. 由于右心室受累不均一，心内膜组织活检可能未能在病变部位取材。

参考文献

Bremerich J, Pater S, Buser PT. Magnetic resonance imaging of acquired heart disease: evaluation of structure. *Semin Roentgenol* 38:314-319, 2003.

相关参考文献

Cardiac Imaging: THE REQUISITES, 2nd edition, pp 277-280.

点 评

右室发育异常所致的心律失常，通常表现为起源于右心室某个部位的反复发作的室性心动过速。病理显示右心室发育异常的部位被脂肪或纤维组织所替代。

单独MRI检查不能明确诊断。右心室发育异常需通过临床电生理、心脏超声和MRI共同诊断。患者通常有右心室发育异常或猝死的家族史，表现为右心室室性心动过速、晕厥或心脏骤停。

自旋回波MRI影像显示右心室心肌脂肪浸润及脂肪块。其他特征还有病灶或右心室游离壁的变薄，通常在游离壁上存在动脉瘤病灶。在电影MRI上显示右心室异常的节段性运动障碍。

病例 55

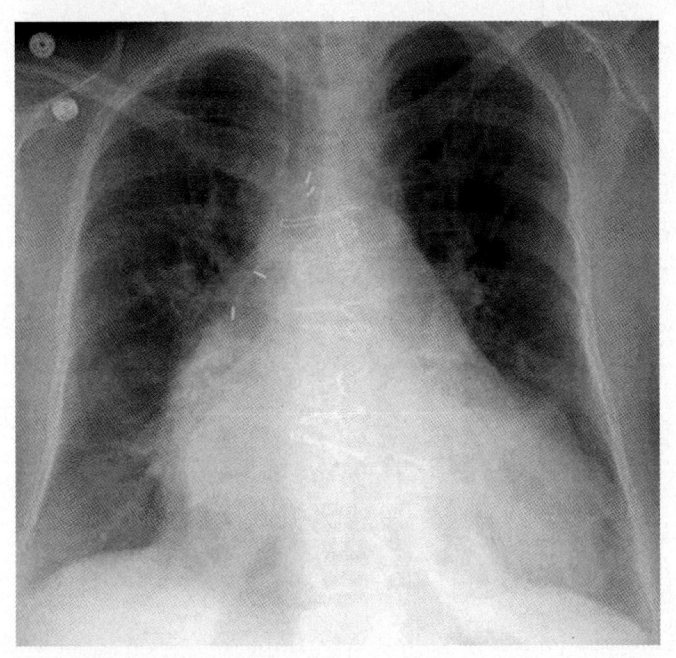
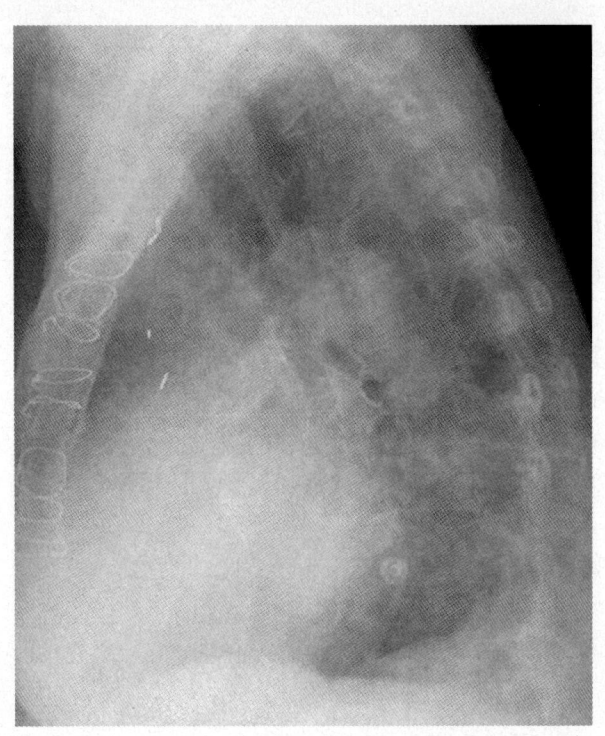

1. 二尖瓣脱垂引起哪种瓣膜功能障碍？
2. 瓣膜脱垂会影响二尖瓣的哪些部分？
3. 哪种结缔组织病与二尖瓣脱垂有关？
4. 二尖瓣脱垂的血管成像有哪些特点？

病例 56

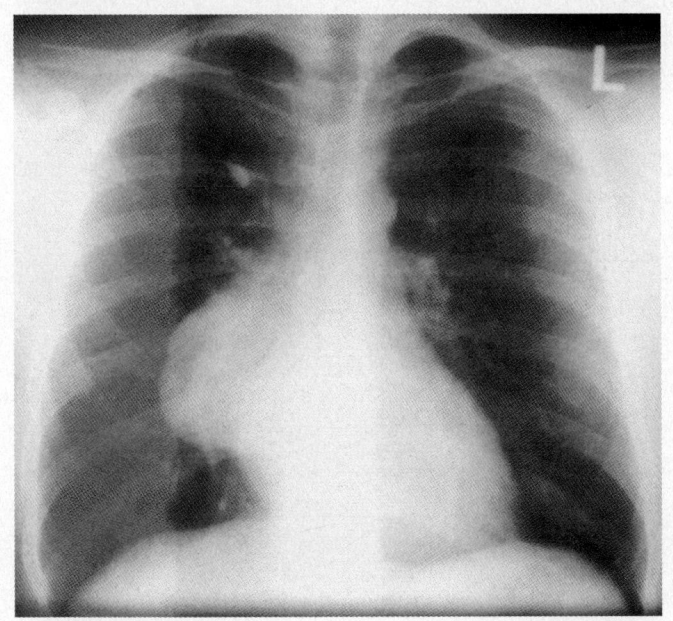

1. 鉴别诊断是什么？
2. 形成主动脉窦瘤的原因？
3. 这种病变与何种瓣膜损伤有关？
4. 哪种类型的室间隔缺损与这种异常有关？

病例 55

二尖瓣脱垂

1. 二尖瓣反流。
2. 所有部分均受累。
3. 马方综合征。
4. 瓣环后面的瓣叶形成流向左心房的通道。

参考文献

Bonow RO, Cheitlin MD, Crawford MH, Douglas PS. Task Force 3: valvular heart disease. *J Am Coll Cardiol* 45:1334-1340, 2005.

相关参考文献

Cardiac Imaging: THE REQUISITES, 2nd edition, pp 56-57.

点 评

瓣膜脱垂会影响二尖瓣的各个部分。在普通人群中，二尖瓣脱垂的发病率是5%。在马方综合征患者，因为瓣叶的增多，先天性脱垂通常发生在二尖瓣、三尖瓣。轻度的脱垂，心脏功能可以是正常的；严重的脱垂，则会引起严重的反流、亚急性细菌性心内膜炎、胸痛或罕见的死亡。左心室的畸形可以导致中度二尖瓣脱垂。

超声心动图能识别出二尖瓣脱垂，可以对瓣膜脱垂严重程度及反流程度进行分级。二尖瓣的血管成像显示，瓣环后面的瓣叶形成流向左心房的通道。

病例 56

主动脉窦瘤

1. 淋巴结病、肺动脉瘤、支气管囊肿、主动脉瘤、主动脉窦瘤。
2. 通常是由于主动脉与瓣膜连接处的先天性薄弱所致。
3. 主动脉反流。
4. 嵴上型室间隔缺损。

参考文献

Goldberg N, Krasnow N. Sinus of Valsalva aneurysms. *Clin Cardiol* 13:831-836, 1990.

相关参考文献

Cardiac Imaging: THE REQUISITES, 2nd edition, pp 382-383.

点 评

胸片显示纵隔右侧有一个肿物。

主动脉窦瘤通常是由于主动脉与瓣膜连接处的先天性薄弱所致。最常出现在右侧或非冠状动脉窦。右冠状动脉窦动脉瘤疝入右房或右室，非冠状动脉窦动脉瘤疝入右房。主动脉窦瘤与主动脉反流有关，通常发生在嵴上型室间隔缺损的患者。

影像检查显示，主动脉窦瘤表现为局灶性瓦氏窦扩张，与主动脉环扩张时主动脉根部的广泛扩张形成对比。

（王庆蕊译　郑晓明校）

病例 57

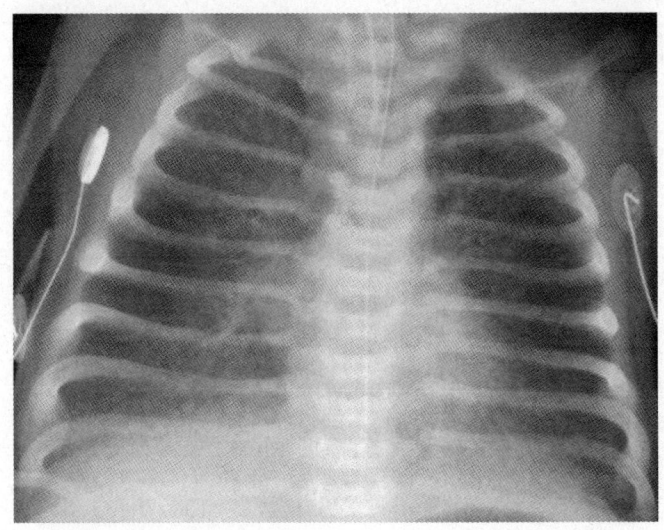

1. 患者有肺水肿吗？
2. 心脏有无扩大？
3. 这是一个出生 1 天的婴儿，最可能的诊断是什么？
4. 你认为这个婴儿是否会出现发绀？

病例 58

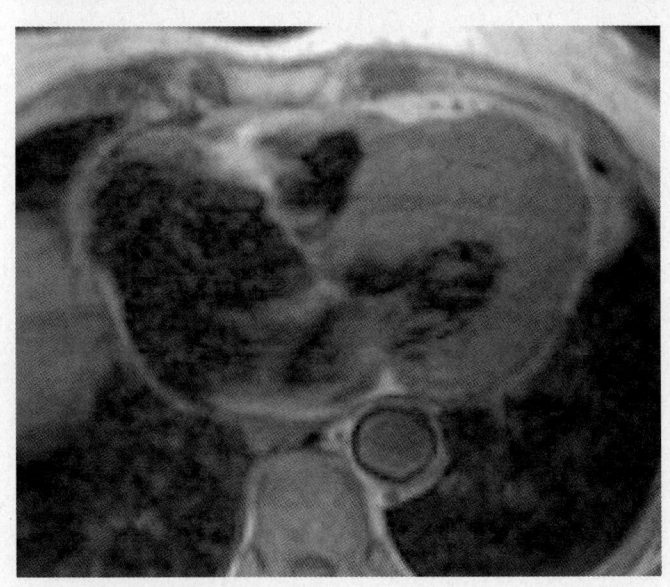

轴位自旋回波 MR 成像

1. 左心室哪部分异常？
2. 如何与肿瘤相鉴别？
3. 最可能的诊断是什么？
4. 在这种疾病中，心肌肥厚通常是怎样分布的？

病例 57

完全性肺静脉异位引流——Ⅲ型（膈下引流）

1. 有。
2. 无。
3. 完全性肺静脉异位引流Ⅲ型（膈下引流）。
4. 会。

参考文献

Higgins CB. Radiography of congenital heart disease. In Webb WR, Higgins CB, editors: *Thoracic imaging: pulmonary and cardiovascular radiology*. Philadelphia, 2005, Lippincott Williams & Wilkins, pp 679-706.

相关参考文献

Cardiac Imaging: THE REQUISITES, 2nd edition, pp 316-319.

点评

胸片显示肺水肿，心脏大小正常。一个出生1天的婴儿，最可能的诊断是完全性肺静脉异位引流Ⅲ型（膈下引流）。

在这种病例，肺部所有的静脉汇入全身静脉系统或直接汇入右心房。在心脏上型（Ⅰ型），扩张的纵隔静脉导致"雪人心"征象。在心脏型（Ⅱ型），肺静脉汇入冠状窦或右心房。在心脏下型（Ⅲ型），肺静脉与门静脉、肝静脉或静脉导管相连。静脉回流在肺静脉穿过食管裂孔处受阻，导致肺淤血及肺水肿，而无心脏扩大。

病例 58

肥厚型心肌病

1. 室间隔。
2. 如果是室间隔肿瘤，对比增强成像会有明显增强。
3. 肥厚型心肌病。
4. 室间隔的不对称性肥厚。

参考文献

Soler R, Rodriguez E, Remuinan C, Bello MJ, Diaz A. Magnetic resonance imaging of primary cardiomyopathies. *J Comput Assist Tomogr* 27:724-734, 2003.

相关参考文献

Cardiac Imaging: THE REQUISITES, 2nd edition, pp 272-275.

点评

肥厚型心肌病（hypertropic cardiomyopathy, HCM）是一种常染色体显性遗传性疾病。患者临床表现各异，可以无症状，或表现为心房纤颤、心衰、晕厥或心源性猝死，心源性猝死是导致患者死亡的重要原因。90%的肥厚型心肌病患者有室间隔的不对称性肥厚。其他表现为右心室、左心室、室间隔、心尖、中室或同心圆状分布的肥厚。继发于间隔肥厚和左心室流出道受阻的心衰患者，可以通过间隔切除或经皮穿刺乙醇室间隔分离术来治疗。

MRI可显示肥厚型心肌病患者的解剖和功能情况，特别是在诊断中遇到问题时。当考虑有创性治疗或超声心动图所提供的信息不能满足临床需求时，MRI能提供更大的帮助。MRI可用于确定肥厚心肌的分布情况并计算左心室的质量。静脉内给螯合钆造影剂，可鉴别间隔肿瘤与HCM，肿瘤显著增强，而肥厚的间隔心肌仅轻微增强。MRI还可以用于左心室流出道梗阻的功能评价及评估心肌灌注与存活情况。

病例 59

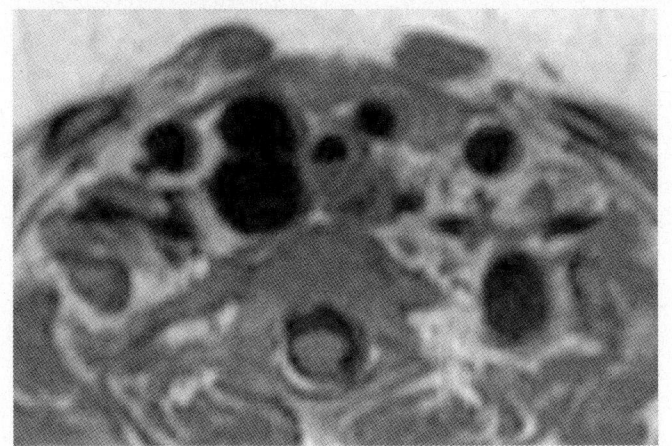
轴位自旋回波 MR 成像

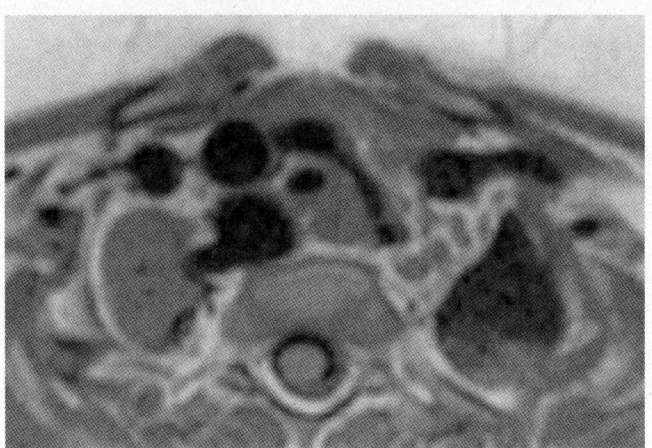

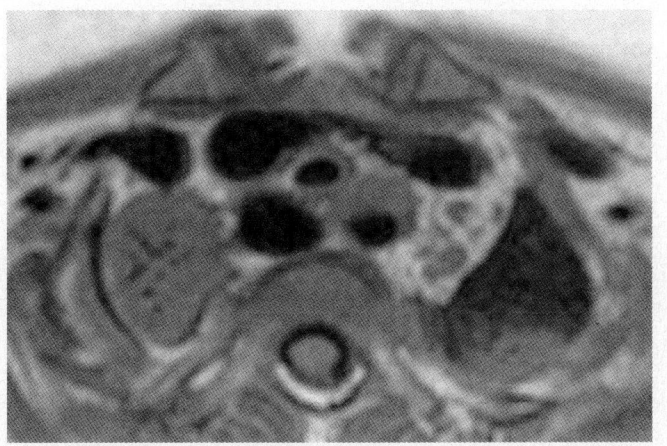

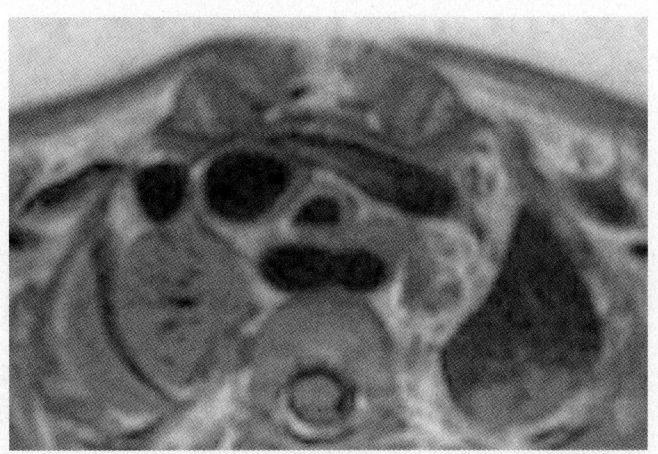

1. 有何异常？
2. 这种异常是一个血管环吗？
3. 这种损伤通常有什么症状？
4. 这种异常的血管从何处通过食管？

答 案

病例 59

双主动脉弓

1. 双主动脉弓。
2. 是。
3. 喘息、呼吸困难、吞咽困难。
4. 从食管后方。

参考文献

Reddy GP, Higgins CB. Magnetic resonance imaging of congenital heart disease: evaluation of morphology and function. *Semin Roentgenol* 38:342-351, 2003.

相关参考文献

Cardiac Imaging: THE REQUISITES, 2nd edition, pp 407-408.

点 评

MRI 显示双主动脉弓。右侧的主动脉弓比左侧的大和高，有气管压迫征象。

双主动脉弓是最常见的血管环类型。当婴儿 4 个月大时出现主动脉弓，如果其中的一个主动脉弓部分退化了，那么双主动脉弓就不完整了。右主动脉弓通常比左侧高和大。主动脉通常沿左侧向下延伸。

血管环不同程度压迫气管和食管。最常见的症状是喘息、呼吸困难、吞咽困难。患者通常在婴儿早期就有上述症状。

MRI 和 CT 可以显示出血管的解剖和气管、食管的受压情况。电影 MRI 还可以显示出主动脉和动脉弓搏动时气管的受压情况。MRI 和 CT 可用于术前两个动脉弓大小的评估。通常外科手术结扎较小的动脉弓。

病例 60

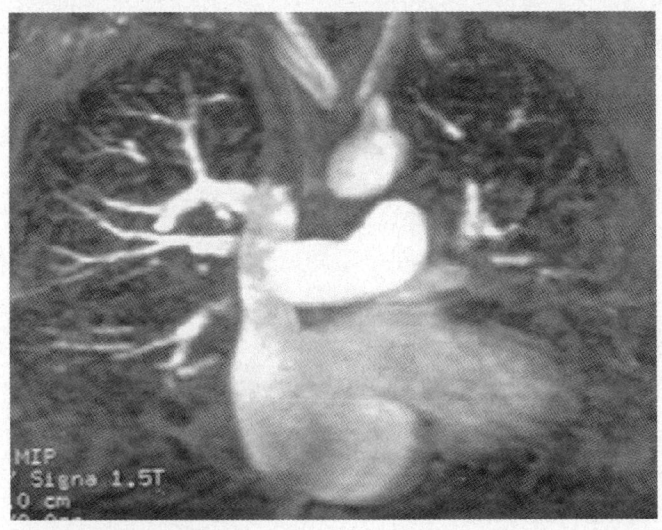

钆增强 MR 血管成像

1. 有何异常？
2. 这种异常是左向右分流还是右向左分流？
3. 分流是在前房水平还是在后房水平？
4. 哪种类型的房间隔缺损最常见与这种分流有关？

病例 61

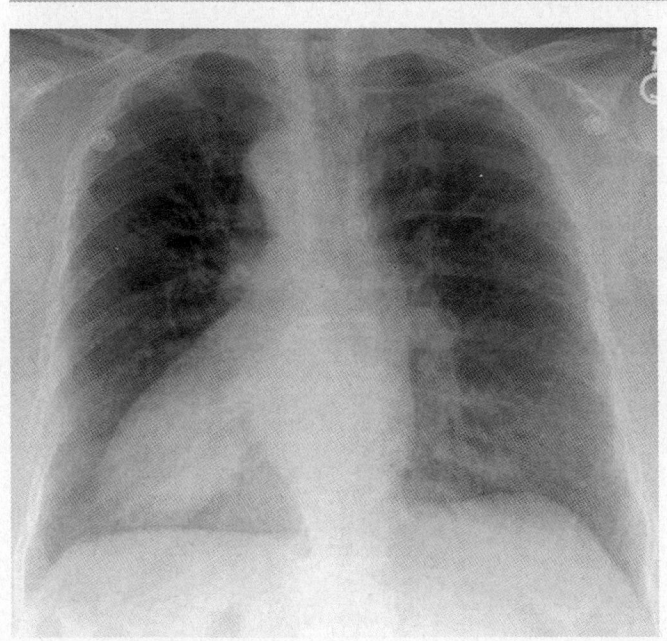

1. 心尖在哪里？
2. 胃泡在哪里？
3. 诊断是什么？
4. 这种情况下先天性心脏病的发病率如何？

病例 60

部分性肺静脉异位引流

1. 部分性肺静脉异位引流。
2. 左向右分流。
3. 前房水平。
4. 静脉窦房间隔缺损。

参考文献

Reddy GP, Higgins CB. Magnetic resonance imaging of congenital heart disease: evaluation of morphology and function. *Semin Roentgenol* 38:342-351, 2003.

相关参考文献

Cardiac Imaging: THE REQUISITES, 2nd edition, pp 320-323.

点评

MRI 显示右肺上叶静脉与上腔静脉相连接。这是部分性肺静脉异位引流（partial anomalous pulmonary venous connection，PAPVC）中最常见的类型。

PAPVC 与其他先天性异常相关，最常见的是静脉窦房间隔缺损。在这种情况下，左房与汇入右房的上腔静脉之间存在异位引流。依据分流的严重程度，患者可能无症状，也可能有呼吸困难、心脏杂音、运动耐受程度降低或肺动脉高压。由于是心房水平的分流，所以 PAPVC 的生理学机制与房间隔缺损类似。

对患者实施药物或外科手术治疗取决于对异常肺静脉大小和部位、是否存在房间隔缺损或其他先天性异常的准确评估。钆增强 MRI 血管成像可以准确地显示出 PAPVC 患者异常静脉的位置和大小。

病例 61

内脏转位伴右位心

1. 在右侧。
2. 在右侧。
3. 内脏转位伴右位心。
4. 大约 5%~10%。

参考文献

Spoon JM. Situs inversus totalis. *Neonatal Netw* 20:59-63, 2001.

相关参考文献

Cardiac Imaging: THE REQUISITES, 2nd edition, pp 289-290.

点评

心脏和胃泡在右侧，与右位心的位置翻转是一致的，符合内脏转位伴右位心。

在未接受治疗的情况下，大多数内脏完全翻转的个体可以活到成年。与此相关的疾病是卡塔格内综合征，此类患者有支气管扩张、鼻窦炎和不孕不育。只有 5%~10% 的患者有先天性心脏病。另一方面，右位心伴内脏对称位（内脏异位）或内脏正位与复杂的先天性心脏病强相关。

影像学检查通常是最直观的，胸片显示心尖在右侧，腹部内脏也是转位的。CT、MRI、心血管成像技术可被用于完善诊断，用来显示左侧下腔静脉进入解剖学上的右房和左位肝的情况。

病例 62

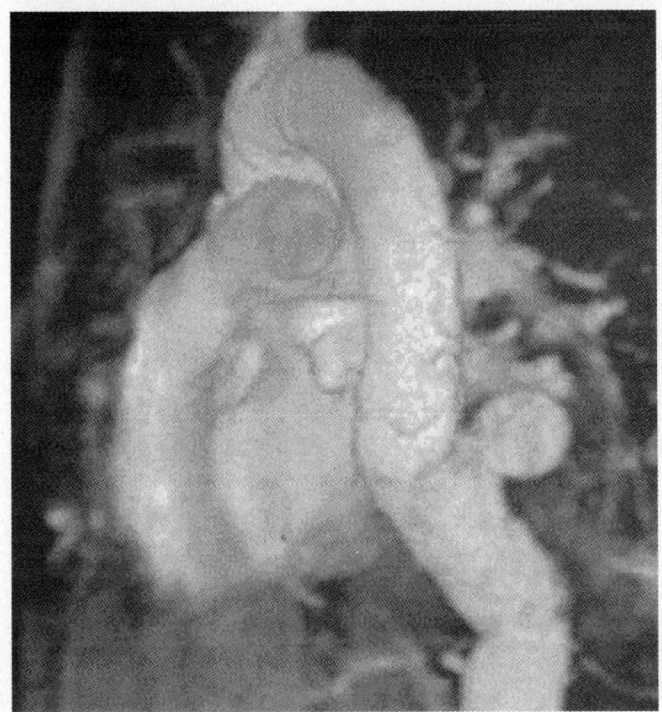

钆增强 MR 血管成像容积再现影像

1. 哪段主动脉发生异常？
2. 诊断是什么？
3. 哪些病因可能导致本病？
4. 图中为哪种影像学方法？

病例 62

霉菌性假性动脉瘤

1. 降主动脉。
2. 假性动脉瘤。
3. 动脉粥样硬化（穿透性溃疡）、真菌感染、创伤、医源性损伤。
4. 增强 MR 血管成像的容积再现成像。

参考文献

Gotway MB, Dawn SK. Thoracic aorta imaging with multislice CT. *Radiol Clin North Am* 41:521-543, 2003.

相关参考文献

Cardiac Imaging: THE REQUISITES, 2nd edition, pp 388-392.

点 评

MR 血管成像显示降主动脉有囊袋状突出，囊颈相对狭窄，提示为假性动脉瘤。

主动脉假性动脉瘤的病因包括动脉粥样硬化（主动脉穿透性溃疡）、感染、创伤（减速损伤——虽然这是一个不常见的损伤位置）及医源性损伤。此例患者手术病理提示为真菌引起的假性动脉瘤。假性动脉瘤的特征为血管壁一层或多层的破裂，而真性动脉瘤的壁是完整的。

CT、MRI 可对本病进行探测，影像检查很难发现血管壁的破裂，然而很多研究者应用拇指法则来判断：如果瘤颈相对狭窄（小于动脉瘤直径的 50%）提示为假性动脉瘤，而瘤颈较宽提示为真性动脉瘤。

病例 63

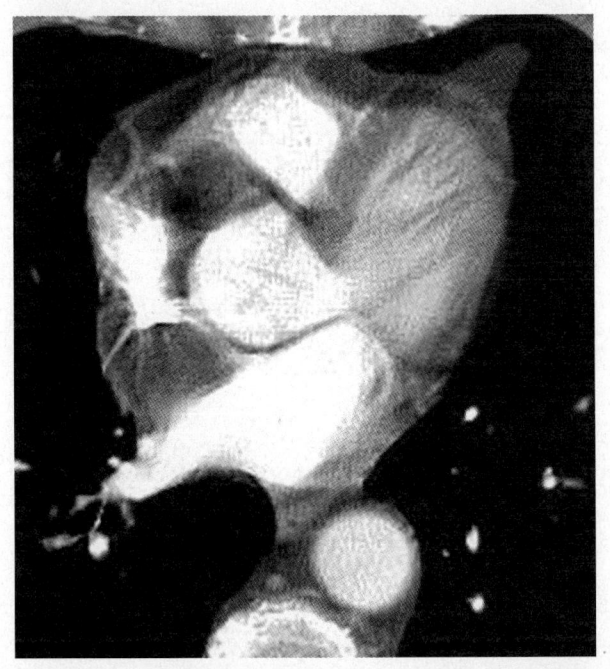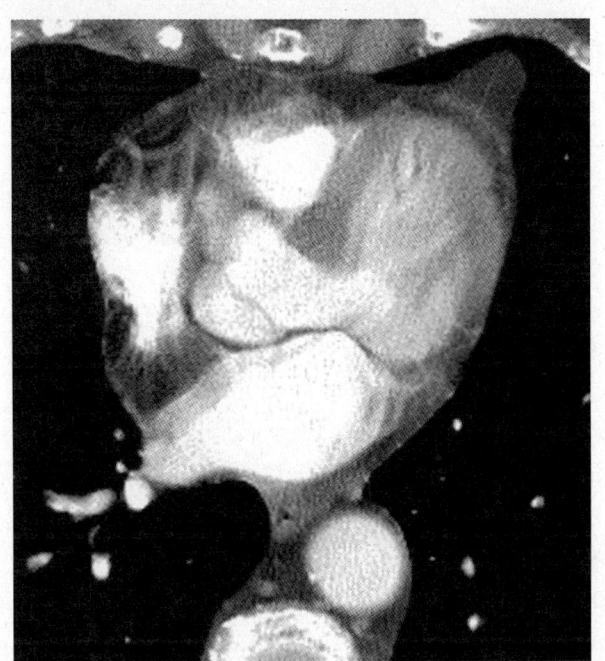

1. 位于左房与右房顶部之间的肿块是何种密度?
2. 最可能的诊断是什么?
3. 肿块可能与哪些症状有关?
4. 这种病变需要手术治疗吗?

病例 64

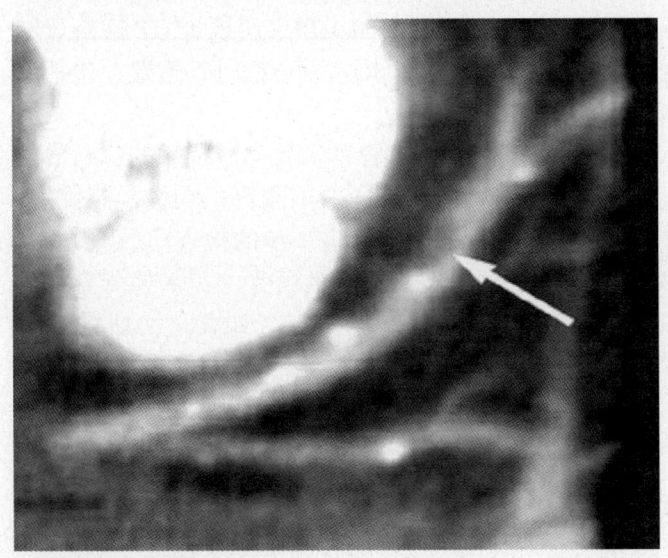

CT 多平面重建影像

1. 图中显示为哪种影像检查?
2. 诊断是什么?
3. 病灶处是否存在钙化?
4. 从诊断的角度,你建议下一步应该做什么?

答　案

病例 63

房间隔脂肪瘤样肥厚

1. 脂肪密度。
2. 房间隔脂肪瘤样肥厚。
3. 心律失常。
4. 不需要。

参考文献

Gaerte SC, Meyer CA, Winer-Muram HT, Tarver RD, Conces DJ, Jr. Fat-containing lesions of the chest. *Radiographics* 22(Special Issue):S61-S78, 2002.

相关参考文献

Cardiac Imaging: THE REQUISITES, 2nd edition, pp 265-266.

点　评

右房与左房之间可见一个脂肪密度肿块（大约30Hu），符合房间隔脂肪瘤样肥厚的表现。

这是一种以房间隔内脂肪沉积为特征的良性病变。多发于老年、肥胖患者，常伴有心外脂肪增多。房间隔脂肪瘤样肥厚可以引发心律失常。判定病变位于房间隔内，通常无需手术切除，认识到这一点是十分重要的。

超声心动图有时可发现房间隔脂肪瘤样肥厚，为了与心房内脂肪瘤或脂肪栓相鉴别，常建议患者行CT或MRI检查。有些病例为CT或MRI检查时偶然检出。行MRI检查时，脂肪抑制成像可确定肿块的成分。

（刘淑娟译　赵静校）

病例 64

冠状动脉狭窄

1. 冠脉CT血管成像（coronary CT angiography，CTA）。
2. 管径狭窄大于50%。
3. 不，这是一个软斑块（箭头所示）。
4. 负荷心肌灌注显像，其他可替代方法为负荷超声心动图、心导管、X线冠脉造影。

参考文献

Schoepf UJ, Becker CR, Ohnesorge BM, Yucel EK. CT of coronary artery disease. *Radiology* 232:18-37, 2004.

相关参考文献

Cardiac Imaging: THE REQUISITES, 2nd edition, pp 206-209.

点　评

CT血管成像显示冠状动脉左前降支明显狭窄，狭窄部位无钙化，但有一个软组织密度影，提示为软斑块。

可应用电子束CT或心电门控多层螺旋CT进行冠状动脉CTA。研究表明应用多层螺旋CT诊断冠脉狭窄结果可信。CTA可用多种方法进行重建，包括曲面多维重建和容积再现。

CTA对于可疑和确诊的冠状动脉疾病的诊断价值正在不断提高。由于CTA具有很高的阴性预测价值，CTA正常的患者不必再行进一步的检查。另一方面，为了确定冠状动脉病变的严重程度，CTA检测有狭窄的患者需要进行进一步的检查，如负荷心肌灌注显像。

病例 65

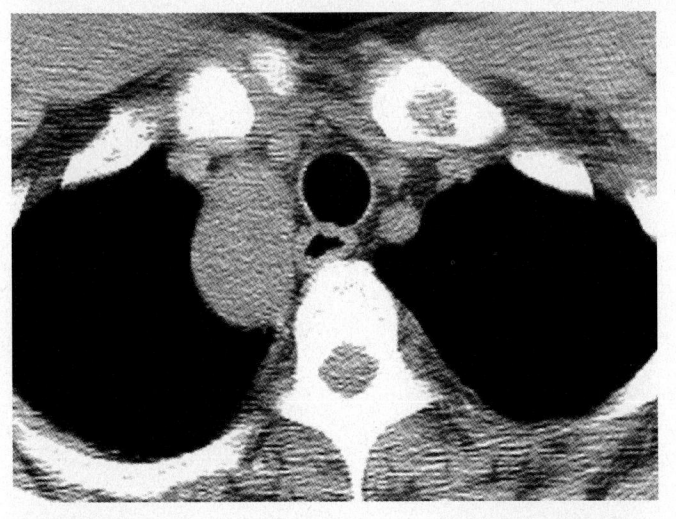
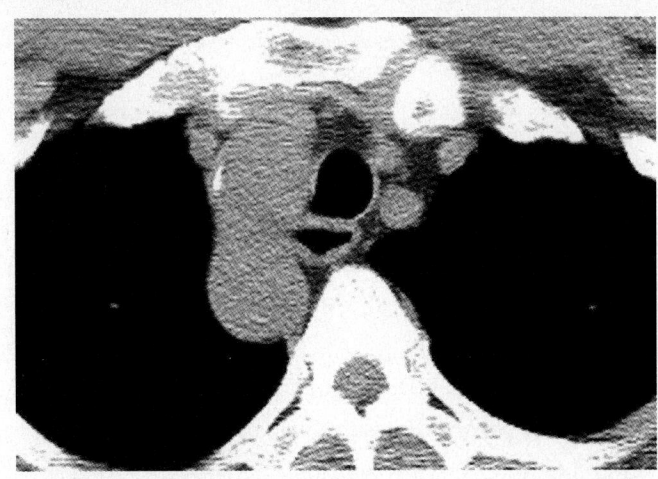
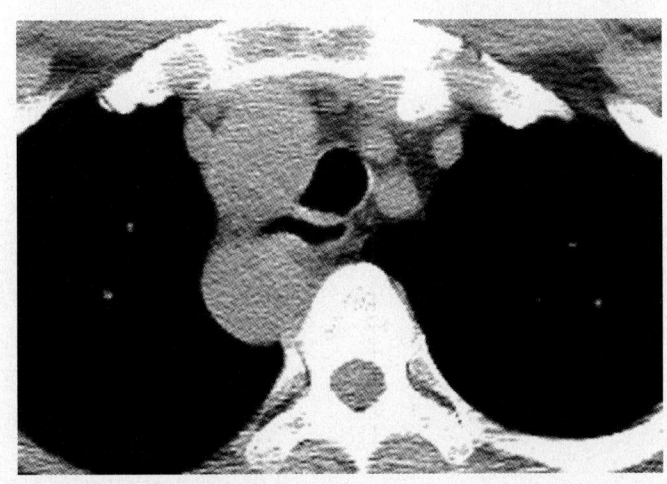
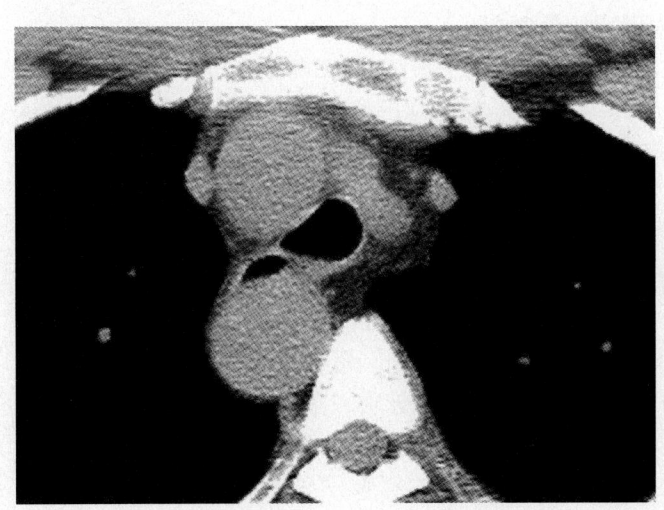

1. 主动脉弓部有何异常？
2. 这种异常是一个血管环吗？
3. 与之相关的先天性心脏病的发病率如何？
4. 这种异常与何种先天性心脏病变相关？

病例 65

镜像右位主动脉弓

1. 镜像右位主动脉弓。
2. 不是。
3. 95%~98%。
4. 法洛四联症和永存动脉干。

参考文献

Reddy GP, Higgins CB. Magnetic resonance imaging of congenital heart disease: evaluation of morphology and function. *Semin Roentgenol* 38:342-351, 2003.

相关参考文献

Cardiac Imaging: THE REQUISITES, 2nd edition, p 407.

点评

CT 平扫显示右位主动脉弓。左位头臂动脉分支为颈总动脉和锁骨下动脉，食管后方无迷走血管走行。

因为没有形成血管环的后部结构，镜像右位主动脉弓分支不形成血管环。超过 95% 的镜像右位主动脉弓患者出现发绀性心脏病，多为法洛四联症或其变异类型。其次常见的异常为永存动脉干。

主动脉弓异常的影像学评价方法通常包括增强 CT 血管成像或 MR 血管成像。这些方法可显示血管解剖结构以及气道受压情况。

病例 66

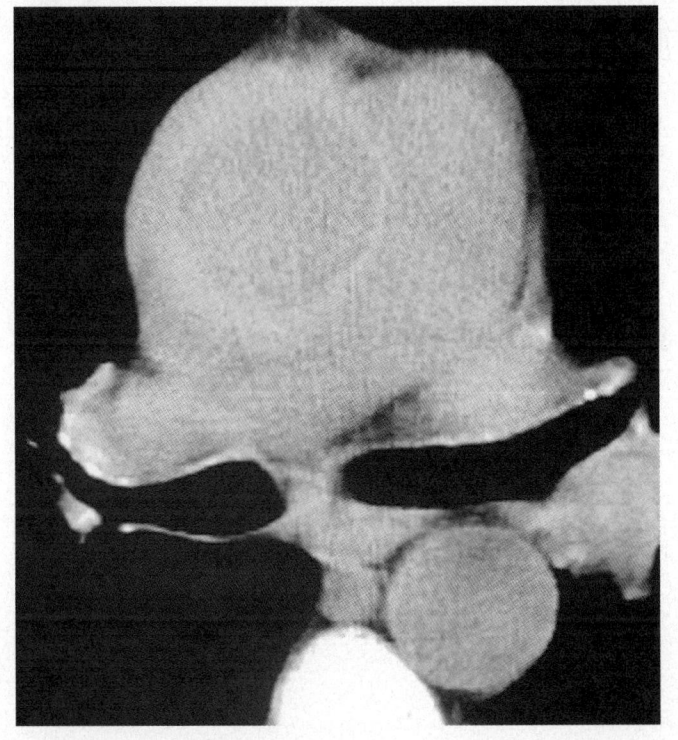
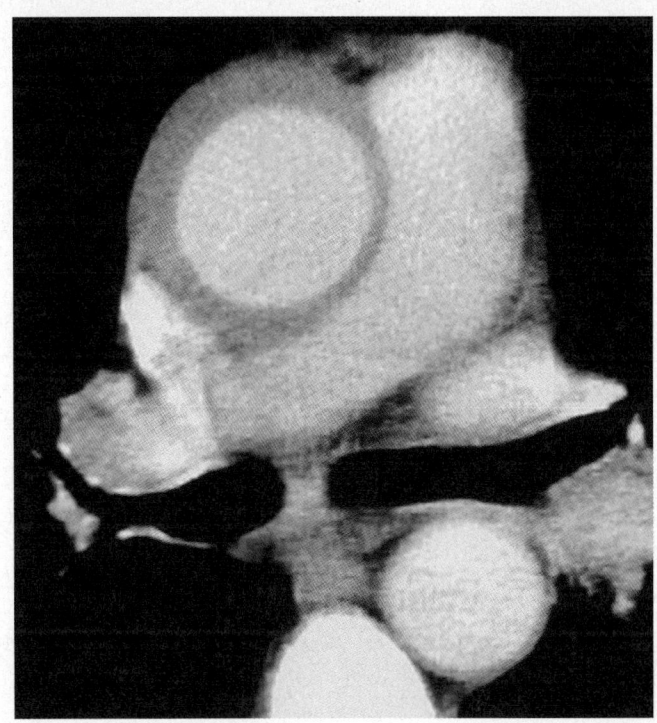

1. 主动脉有什么异常?
2. 诊断是什么?
3. 什么是营养血管?
4. 壁内血肿是如何形成的?

病例 67

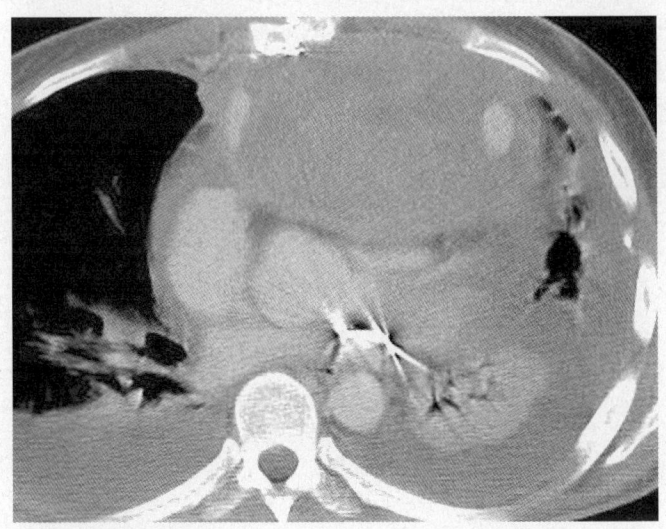

1. 肿块在哪儿?
2. 肿块密度如何?
3. 最可能的诊断是什么?
4. 哪个心腔受压最严重?

答　案

病例 66

壁内血肿——A 型

1. 升主动脉管壁增厚，在非增强图像上呈高密度。
2. 斯坦福 A 型壁内血肿。
3. 营养血管是供应较大血管（包括主动脉）管壁的小动脉。
4. 虽然有多种不同的病因，大多数壁内血肿是由于主动脉壁内营养血管破裂而形成的。

参考文献

Gotway MB, Dawn SK. Thoracic aorta imaging with multislice CT. *Radiol Clin North Am* 41:521-543, 2003.

相关参考文献

Cardiac Imaging: THE REQUISITES, 2nd edition, pp 402-406.

点　评

升主动脉管壁增厚，CT 平扫显示为主动脉壁内高密度影，符合壁内血肿的表现。

壁内血肿最常见于主动脉壁内营养血管破裂，与体循环高血压有关。壁内血肿的病理生理学和自然病史与主动脉夹层的病理生理学和自然病史密切相关。许多学者认为，壁内血肿和主动脉夹层是同一种疾病的不同表现，也就是说，壁间动脉瘤开始是壁内血肿，最终引起动脉壁的分离，从而形成动脉内膜瓣。壁内血肿的治疗常常与明确的主动脉夹层的治疗相似。斯坦福 A 型主动脉夹层患者常行外科手术治疗，而斯坦福 B 型主动脉夹层患者则进行药物治疗。

病例 67

心包血肿

1. 心包。
2. 密度不均匀，有一些高密度区。
3. 心包血肿。
4. 右心室。

参考文献

Wang ZJ, Reddy GP, Gotway MB, Yeh BM, Hetts SW, Higgins CB. CT and MR imaging of pericardial disease. *Radiographics* 23(Special Issue):S167-S180, 2003.

相关参考文献

Cardiac Imaging: THE REQUISITES, 2nd edition, pp 256-258.

点　评

心脏前方有一个巨大的密度不均匀的团块，与心腔之间有脂肪层相隔。这个肿块极有可能在心包内，但图像上不能明确提示它位于心包腔内。高密度区符合血肿的表现。患者带有一个心室辅助装置，由于导管系统的渗漏形成心包血肿，血肿两侧的卵圆形结构就是导管。

心包血肿可由创伤（医源性或其他原因的）、心肌梗死、主动脉夹层、肿瘤或心包炎引起。当血肿足够大时压迫心腔，引起血流动力学改变。为了减轻心腔受压情况应当清除血肿。

在 CT 图像上，心包血肿的特征是高密度或不均匀密度，慢性血肿可以发生钙化。

病例 68

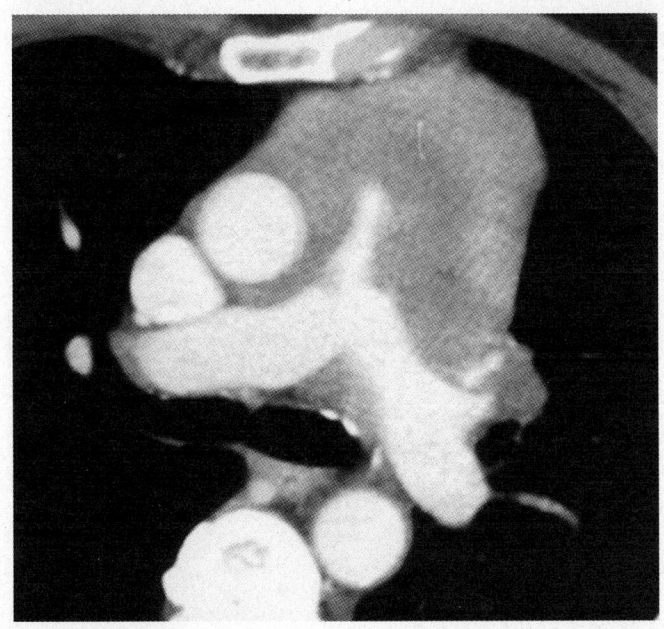

1. 肿块的位置在哪？
2. 哪些结构受压？
3. 平扫图像显示了一个软组织密度、均质的团块影，这个团块是肿瘤还是血肿？
4. 肿块浸润吗？

病例 68

心包淋巴瘤

1. 心包。
2. 主肺动脉、左肺动脉近端及左上肺静脉。
3. 肿瘤。
4. 浸润。

参考文献

Wang ZJ, Reddy GP, Gotway MB, Yeh BM, Hetts SW, Higgins CB. CT and MR imaging of pericardial disease. *Radiographics* 23(Special Issue):S167-S180, 2003.

相关参考文献

Cardiac Imaging: THE REQUISITES, 2nd edition, p 261.

点 评

不均匀增强的巨大肿块浸润心包并且压迫肺血管。增强排除了血肿的诊断。肿瘤浸润提示它为恶性。活检诊断为淋巴瘤。

大多数心包肿瘤继发于肺癌、乳腺癌、淋巴瘤和黑色素瘤的直接蔓延或转移。原发性心包肿瘤罕见，而间皮瘤最常见。原发性心包淋巴瘤与艾滋病有关。胸腔积液包括血性积液是很常见的。原发性恶性心包肿瘤的预后很差。

CT经常用于此病的诊断，而MRI对明确病变累及范围尤其适合。

病例 69

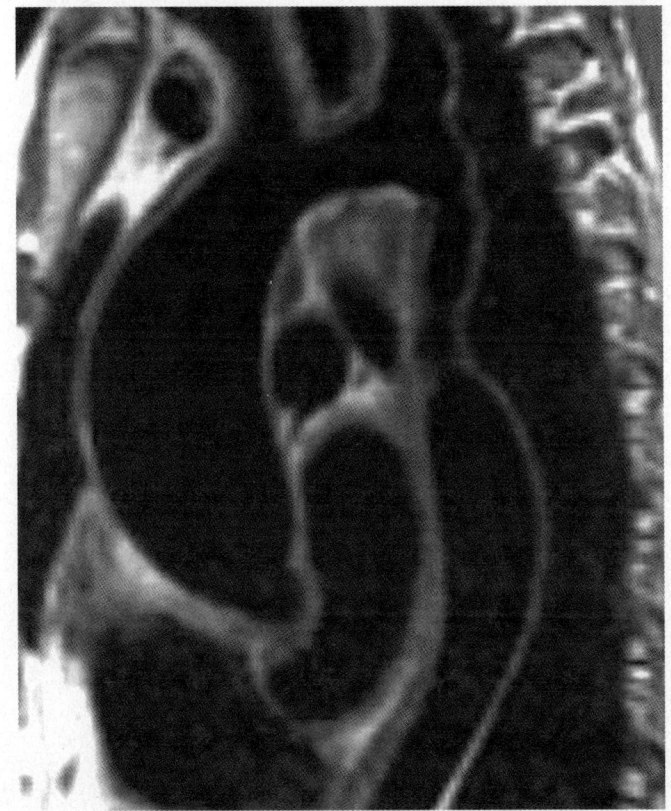

斜矢状位自旋回波 MR 成像

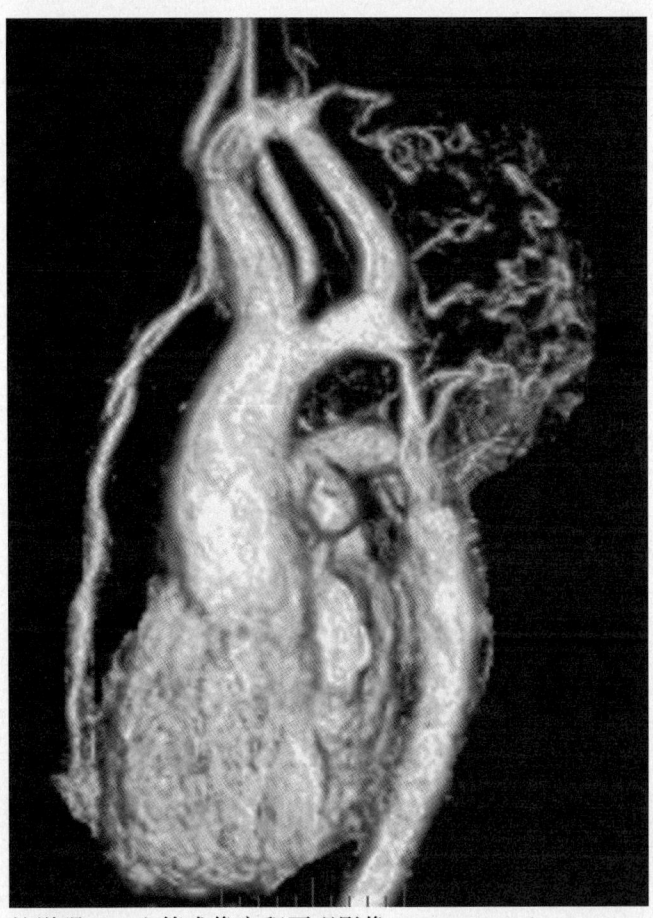

钆增强 MR 血管成像容积再现影像

1. 主动脉哪部分狭窄？
2. 是否有侧支血管建立？
3. 缩窄的最常见形式是什么？
4. 缩窄的后天原因有哪些？

病例 69

高安动脉炎——长节段主动脉缩窄

1. 降主动脉近端。
2. 是。
3. 非连续性、动脉导管旁缩窄。
4. 高安动脉炎、巨细胞动脉炎（少见）。

参考文献

Gotway MB, Araoz PA, Macedo TA, et al. Imaging findings in Takayasu's arteritis. *AJR Am J Roentgenol* 184:1945-1950, 2005.

相关参考文献

Cardiac Imaging: THE REQUISITES, 2nd edition, pp 384-387.

点 评

MR影像显示了降主动脉近端长节段狭窄，对比增强MR血管成像显示大量的侧支血管。患者诊断为高安动脉炎。高安动脉炎为主动脉狭窄的主要原因之一。

先天性狭窄多为非连续性且位于动脉导管旁，长节段缩窄可能为后天性，高安动脉炎是非常重要的原因。高安动脉炎也可以引起主动脉弓、腹主动脉及其分支的狭窄。高安动脉炎最常见于年轻女性。一般情况下，患者在疾病活动期无特异性的全身症状。在硬化期，血管供血不足加重，可出现腹绞痛、间歇跛行。高血压常见。

通常在病变活动期，MRI表现为血管壁的增厚和强化。在硬化期，MR血管成像可显示狭窄范围。

病例 70

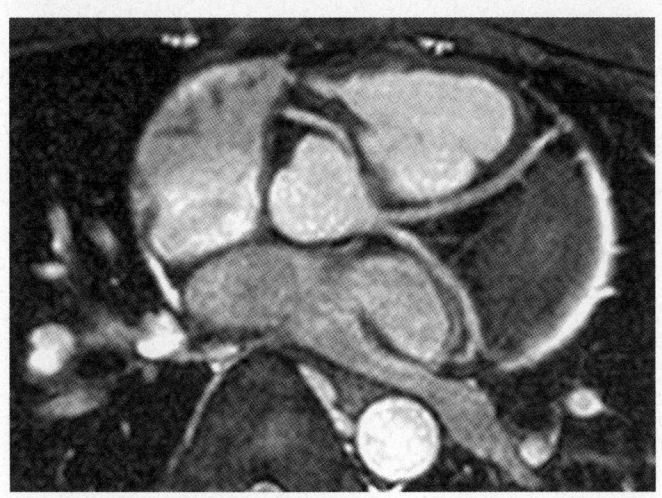

冠状动脉 MR 血管成像重建影像

1. 本图显示的是何种检查?
2. 哪支血管异常?
3. 异常血管是如何走行的?
4. 这种病需要治疗吗?

答 案

病例 70

异常右冠状动脉

1. MRI（冠状动脉 MR 血管成像）。
2. 右冠状动脉。
3. 动脉间段：在主动脉与肺动脉流出道之间。
4. 需要行再植术或搭桥手术。

参考文献

Danias PG, Stuber M, McConnell MV, Manning WJ. The diagnosis of congenital coronary anomalies with magnetic resonance imaging. *Coron Artery Dis* 12:621-626, 2001.

相关参考文献

Cardiac Imaging: THE REQUISITES, 2nd edition, pp 223-225.

点 评

MR 冠状动脉血管成像显示右冠状动脉异常起自左侧冠状窦。异常血管的动脉间段走行于主动脉根部与肺动脉流出道之间。

冠状动脉异常有几种类型。目前认为，动脉间段偏向动脉而压迫产生缺血，导致心绞痛、心律失常、晕厥或猝死（心脏停搏）。大多数心外科医师建议行异常动脉再植术或行搭桥手术。另外，如果异常动脉从主动脉后方走行，动脉不受压，则不必手术。

X 线冠状动脉血管成像可显示冠状动脉的异常，但不一定能显示出血管的走行。MR 血管成像和心电门控 CT 扫描是判断动脉走行的更好方法。

病例 71

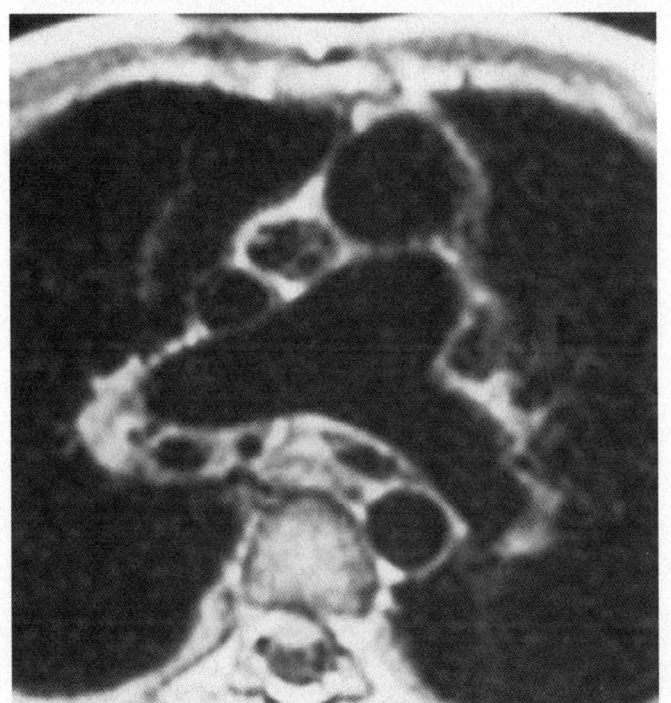

轴位自旋回波 MR 成像

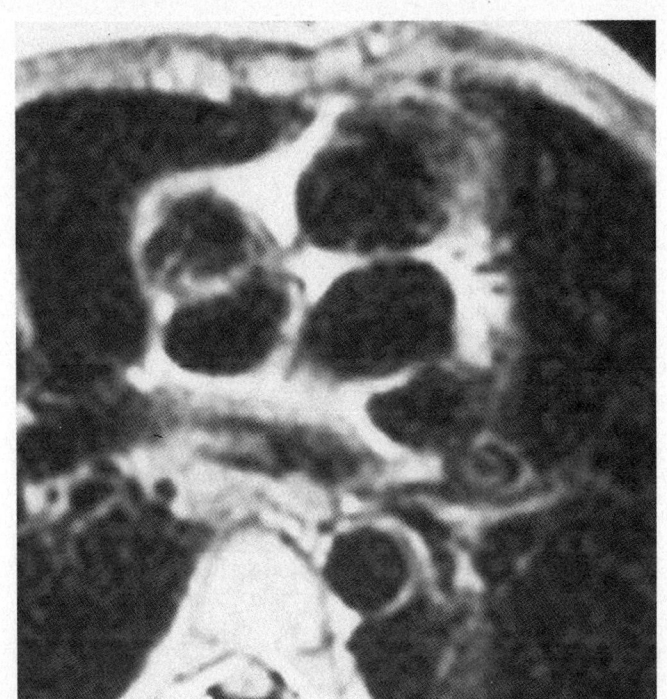

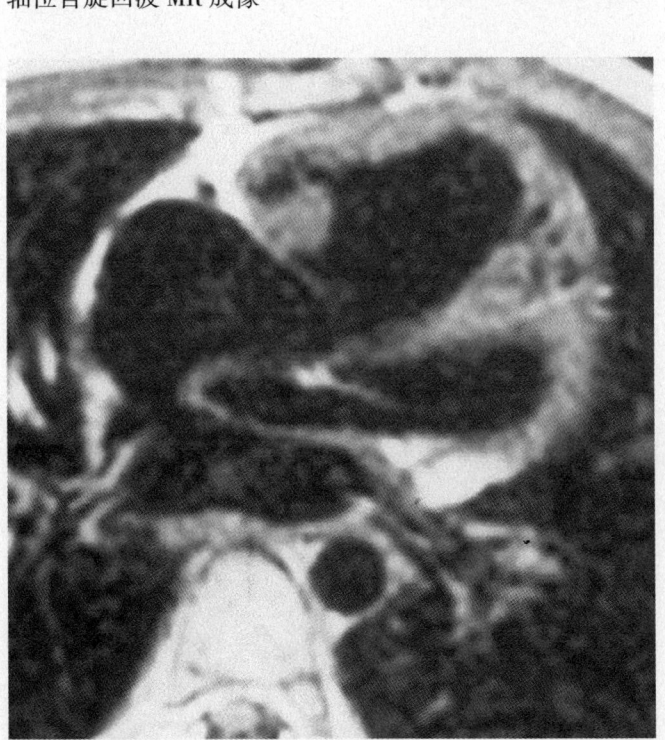

1. 升主动脉与主肺动脉之间的关系如何？
2. 哪个心室发出主动脉？
3. 哪个心室发出肺动脉？
4. 诊断是什么？

病例 71

完全性大动脉转位

1. 主动脉位于肺动脉前方。
2. 右心室。
3. 左心室。
4. 大动脉转位。

参考文献

Reddy GP, Higgins CB. Magnetic resonance imaging of congenital heart disease: evaluation of morphology and function. *Semin Roentgenol* 38:342-351, 2003.

相关参考文献

Cardiac Imaging: THE REQUISITES, 2nd edition, pp 303-305.

点 评

MR成像显示升主动脉走行于主肺动脉前方，右心室发出主动脉，左心室发出肺动脉，符合大动脉转位。右心室肥大、扩张。患者接受了心房内分隔的Senning手术。

大动脉转位是可引起血管分流和发绀的混合性病变。与房间隔缺损和室间隔缺损一样，患者有心内分流。手术修复包括动脉转换术或Jatene术。在过去，患者接受Mustard术或心房内分隔的Senning术。

MRI主要用于评估术后心脏功能，尤其是右室功能，发现术后并发症，如动脉转换术后的分隔栓塞或肺动脉狭窄。

病例 72

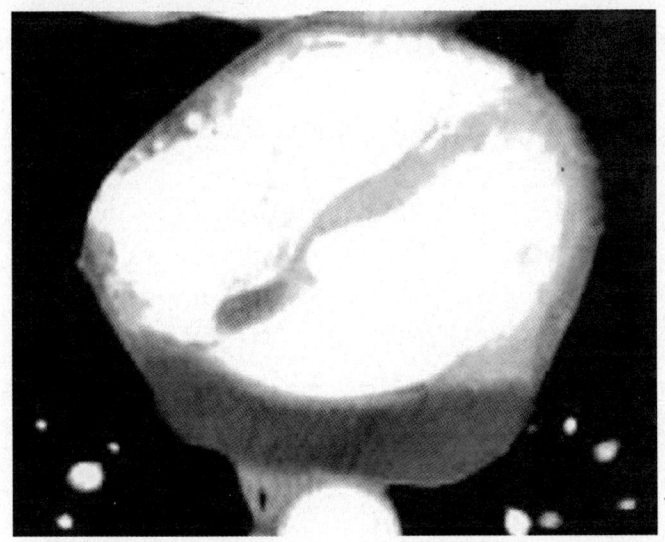

1. 肿块是什么密度?
2. 肿块的位置在哪里?
3. 肿块压迫到心腔了吗?
4. 最可能的诊断是什么?

病例 73

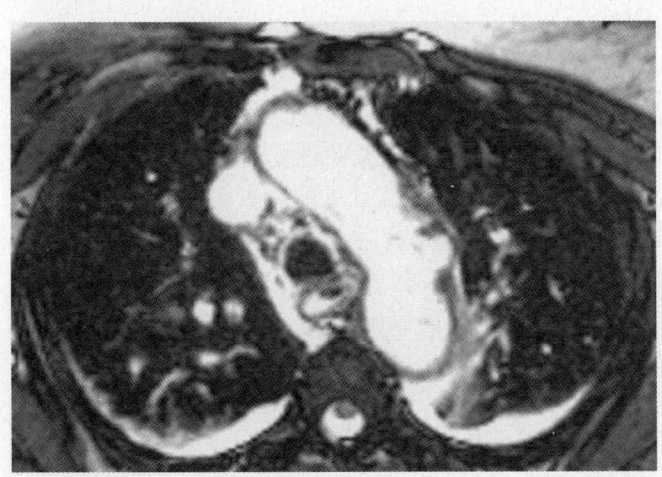

轴位梯度回波电影 MR 成像

1. 引起急性主动脉综合征的原因有哪些?
2. 引起穿透性主动脉溃疡的病因是什么?
3. 穿透性主动脉溃疡有哪些并发症?
4. 穿透性主动脉溃疡应如何处理?

病例 72

心包脂肪瘤

1. 低密度。
2. 位于心包内。
3. 没有。
4. 心包脂肪瘤。

参考文献

Wang ZJ, Reddy GP, Gotway MB, Yeh BM, Hetts SW, Higgins CB. CT and MR imaging of pericardial disease. *Radiographics* 23(Special Issue):S167-S180, 2003.

相关参考文献

Cardiac Imaging: THE REQUISITES, 2nd edition, pp 265-266.

点 评

CT 扫描显示心包内有均质、低密度肿块，符合脂肪瘤的表现。

心脏脂肪瘤最常发生于右心房。心包脂肪瘤不常见。脂肪瘤柔软而有韧性，即使巨大脂肪瘤也不压迫心脏。MRI 脂肪饱和序列为显示脂肪结构肿块的最佳方法。

病例 73

穿透性主动脉溃疡

1. 主动脉夹层、破裂/渗漏的动脉瘤以及穿透性主动脉溃疡。
2. 动脉粥样硬化的斑块上有溃疡形成。
3. 主动脉破裂/渗漏以及假性动脉瘤形成。
4. 位于升主动脉者，可能需要手术；位于降主动脉者，需行内科治疗。

参考文献

Gotway MB, Dawn SK. Thoracic aorta imaging with multislice CT. *Radiol Clin North Am* 41:521-543, 2003.

相关参考文献

Cardiac Imaging: THE REQUISITES, 2nd edition, pp 402-403.

点 评

对比增强 CT 显示主动脉弓存在动脉粥样硬化。主动脉弓侧面的低密度区为斑块。斑块发生溃疡，溃疡侵及主动脉壁之外，意味着穿透性溃疡。

当斑块形成溃疡时，血管内膜破裂，溃疡侵及血管中层，即所谓穿透性主动脉溃疡。穿透性溃疡可形成假性动脉瘤。如果溃疡穿透主动脉壁，可能会发生主动脉破裂或渗漏。最常见的位置是降主动脉中段。如果穿透性溃疡位于升主动脉，通常需要手术修补。如果位于降主动脉，需要行内科治疗。

CT 和 MRI 均可显示溃疡，也可显示壁内血肿或主动脉破裂。

（王庆蕊译　许继波校）

病例 74

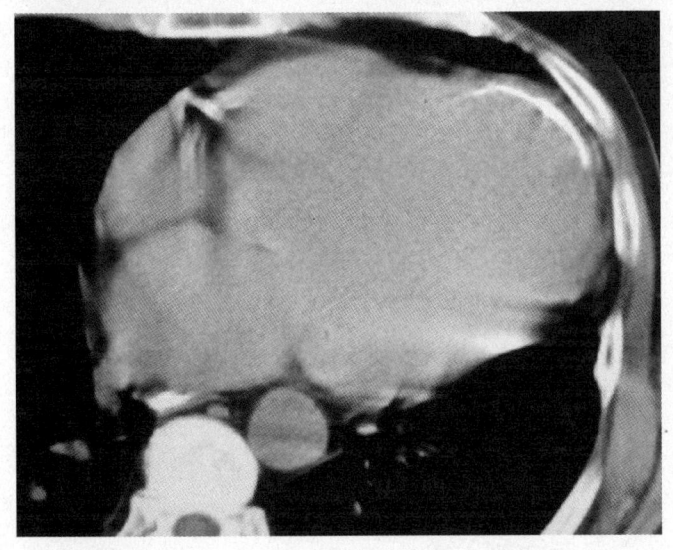

1. 哪里有钙化?
2. 鉴别诊断有什么?
3. 哪种 MRI 征象能证实是动脉瘤?
4. 手术的指征是什么?

病例 75

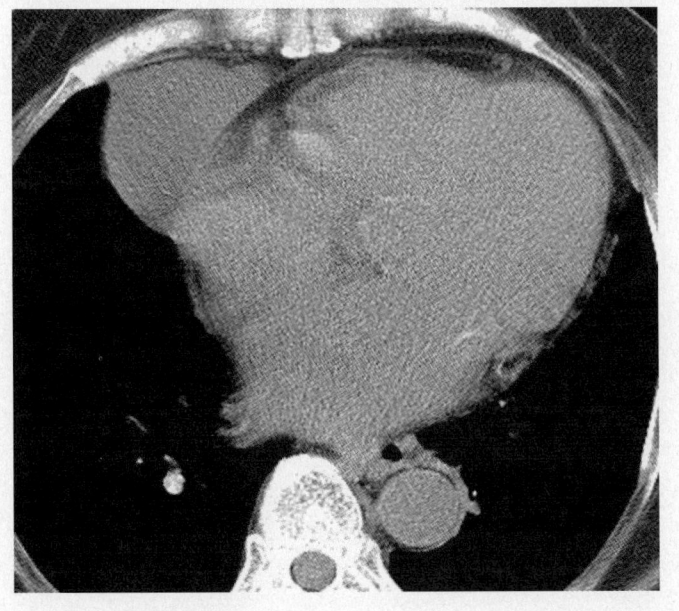
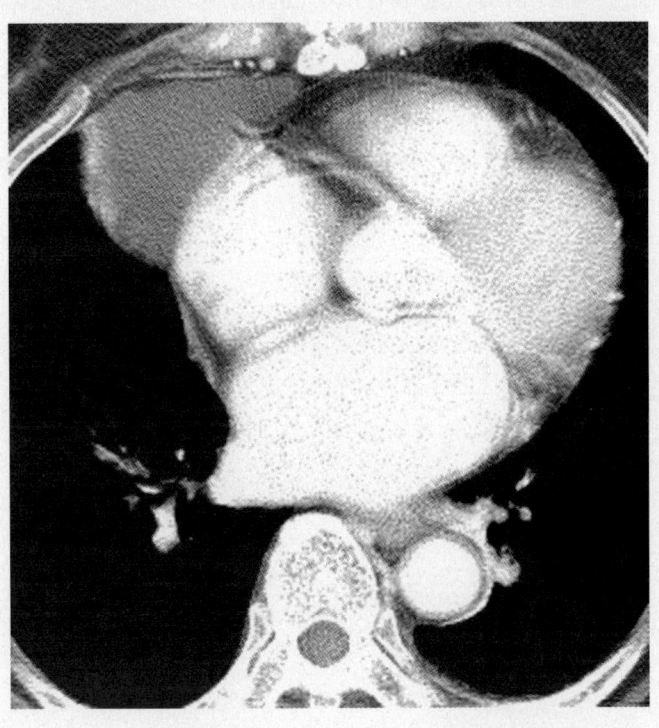

1. 肿块位于何处?
2. 它的边界清楚吗?
3. 肿块是恶性还是良性?
4. 如果平扫图像中肿块的密度值是 35Hu, 而对比增强图像中肿块的密度值是 36Hu, 那么最可能的诊断是什么?

病例 74

钙化性左心室室壁瘤

1. 左心室的尖部。
2. 左心室动脉瘤钙化、梗死后的钙化和血栓钙化。
3. 收缩期矛盾运动。
4. 为改善临床功能可行手术治疗。

参考文献

White RD. MR and CT assessment for ischemic cardiac disease. *J Magn Reson Imaging* 19:659-675, 2004.

相关参考文献

Cardiac Imaging: THE REQUISITES, 2nd edition, pp 234-241.

点评

左心室尖部钙化可能反映出室壁瘤、陈旧性心肌梗死或者血栓。血栓通常是卵圆形或者圆形的，而不是线样的。顶部突起提示是真性室壁瘤。超声心动图、电影 MRI、电影 CT 或心室造影均可观察到矛盾运动，从而确诊为室壁瘤。因为真性室壁瘤无破裂的风险，所以不要求做室壁瘤切除术，但为了改善心功能可行手术治疗。

透壁心肌梗死是左心室室壁瘤的病因。真性室壁瘤通常位于左心室前尖壁，瘤颈较宽。

病例 75

心包囊肿

1. 右侧心膈角。
2. 清楚。
3. 良性。
4. 心包囊肿。

参考文献

Wang ZJ, Reddy GP, Gotway MB, Yeh BM, Hetts SW, Higgins CB. CT and MR imaging of pericardial disease. *Radiographics* 23(Special Issue):S167-S180, 2003.

相关参考文献

Cardiac Imaging: THE REQUISITES, 2nd edition, pp 256-258.

点评

CT 扫描显示一个边界清楚的均质肿块，无强化。肿块无恶性表现。肿块不强化以及毗邻心包提示为心包囊肿。

心包囊肿一般为均质且边界清晰。通常只含有单纯的液体，但也可能包含成分复杂的液体，此时在 CT 上为较高密度，正如此例患者。CT 或 MRI 不强化或者 MRI T2 加权像显示均匀高信号强度可以确诊。

病例 76

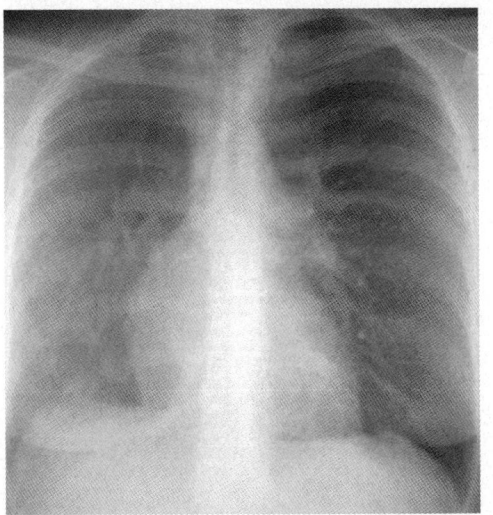
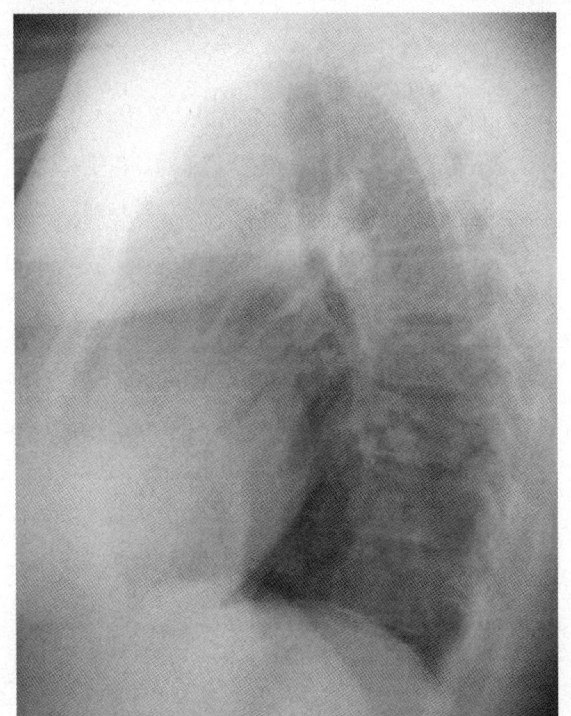
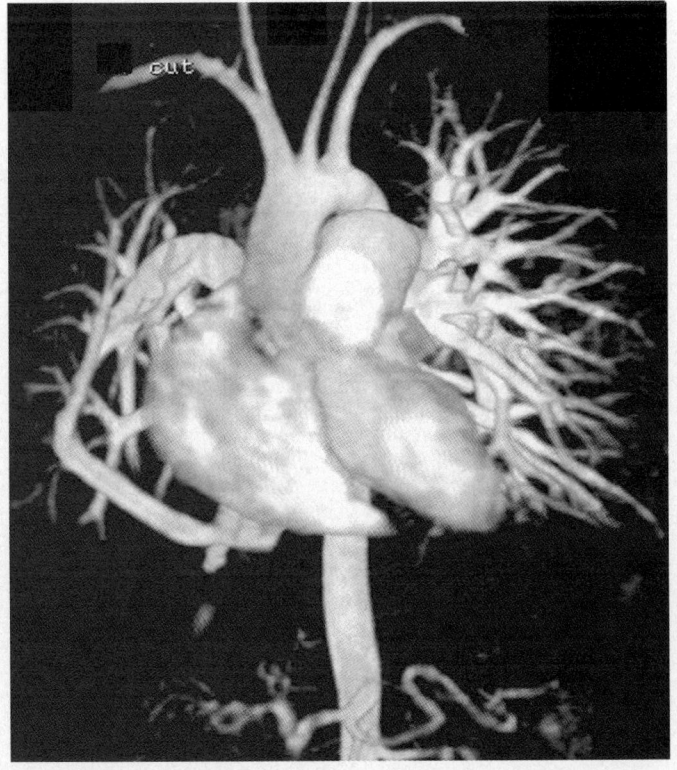

钆增强 MR 血管成像容积再现影像

1. 肺静脉注入哪里?
2. 哪侧肺更小?
3. 显示了哪种磁共振成像序列?
4. 最可能的诊断是什么?

病例 76

弯刀综合征

1. 下腔静脉。
2. 右肺。
3. 钆增强 MR 血管成像。
4. 弯刀综合征。

参考文献

Kramer U, Dornberger V, Fenchel M, Stauder N, Claussen CD, Miller S. Scimitar syndrome: morphological diagnosis and assessment of hemodynam ic significance by magnetic resonance imaging. *Eur Radiol* 13(Suppl 4):L147-L150, 2003.

相关参考文献

Cardiac Imaging : THE REQUISITES, 2nd edition, p 321.

点 评

弯刀综合征，也称为肺发育不全综合征或者肺静脉综合征，是一种复杂畸形，由4部分组成：右肺发育不良；右肺动脉发育不良；右肺下叶体循环供血（来自腹主动脉）；以及部分异常的肺静脉与右肺相连，最常见为注入下腔静脉。偶尔也会进入右心房、门静脉、奇静脉或者一条肝静脉。上述征象无需全部具备，即可诊断。弯刀综合征时，由于畸形的肺静脉形似一把弯曲的土耳其剑故而得名。

相关的表现包括右侧支气管发育不全或支气管树其他异常和心脏畸形如房间隔缺损。弯刀综合征时，部分肺静脉异常引流表现为心房水平的左向右分流，病理与房间隔缺损类似。严重的分流对临床病程会产生重大影响。

胸片、超声心动图和血管成像已经用于该病的诊断。近年来，MRI 作为一种无创性的诊断方法也已经应用于临床诊断。钆增强 MR 血管成像术可显示异常静脉引流、同侧肺动脉发育不全和右肺下部的体循环供血。速度编码电影相位对比 MRI 序列可以通过量化左向右分流程度以及区分左、右肺动脉血流，来评价弯刀综合征患者心脏功能。

(马宇杰译 邢佳侬校)

病例 77

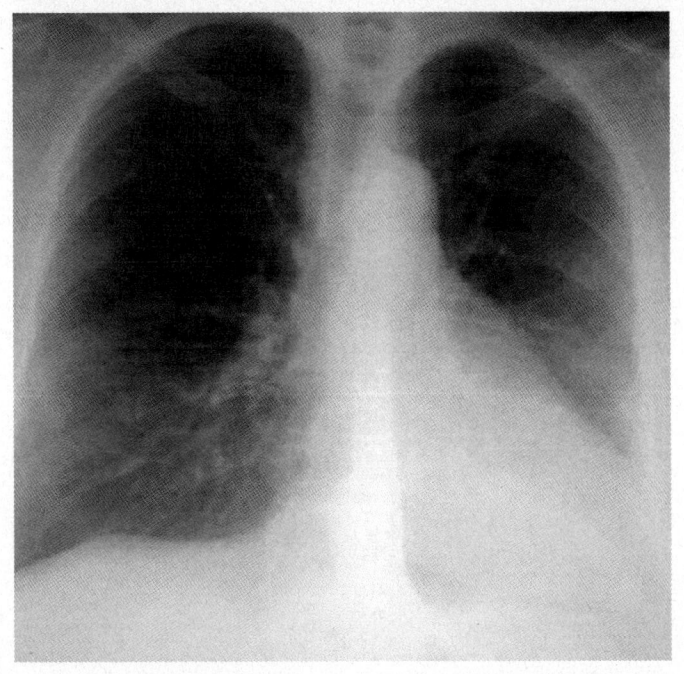
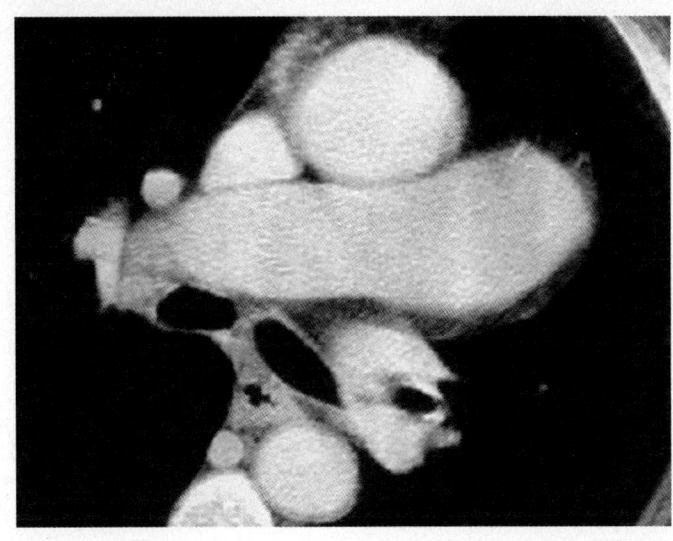

1. 气管和主动脉偏斜吗？
2. 心脏偏斜吗？
3. 左心缘的哪个部位膨出了？
4. 肺为什么位于升主动脉和肺动脉之间？

答案

病例77

先天性部分心包缺损

1. 不偏。
2. 是的，向左侧偏斜。
3. 左心耳。
4. 先天性部分心包缺损。

参考文献

Wang ZJ, Reddy GP, Gotway MB, Yeh BM, Hetts SW, Higgins CB. CT and MR imaging of pericardial disease. *Radiographics* 23(Special Issue):S167-S180, 2003.

相关参考文献

Cardiac Imaging : THE REQUISITES, 2nd edition, p 256.

点 评

后前位胸部X光片上显示心脏向左侧偏斜以及左心耳膨出。然而，气管和主动脉并没有偏斜。如CT所见，肺插入至主动脉与肺动脉之间，提示心包有部分性先天性缺损。

这种病变通常是无症状的，但是如果左心房、左心耳或左心室疝入缺损处并形成绞窄，患者可能会出现胸痛、晕厥或者猝死。

胸片典型的特征是心脏向左偏斜，纵隔其他部位无偏斜以及左心耳明显突出。CT或者MRI证实肺位于主动脉和肺动脉之间即可确诊。

病例 78

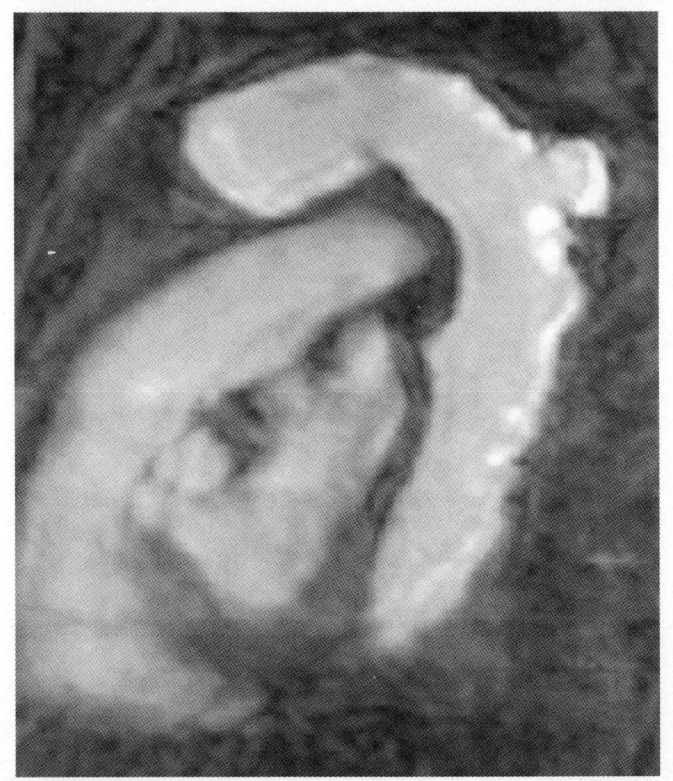

钆增强 MR 血管成像

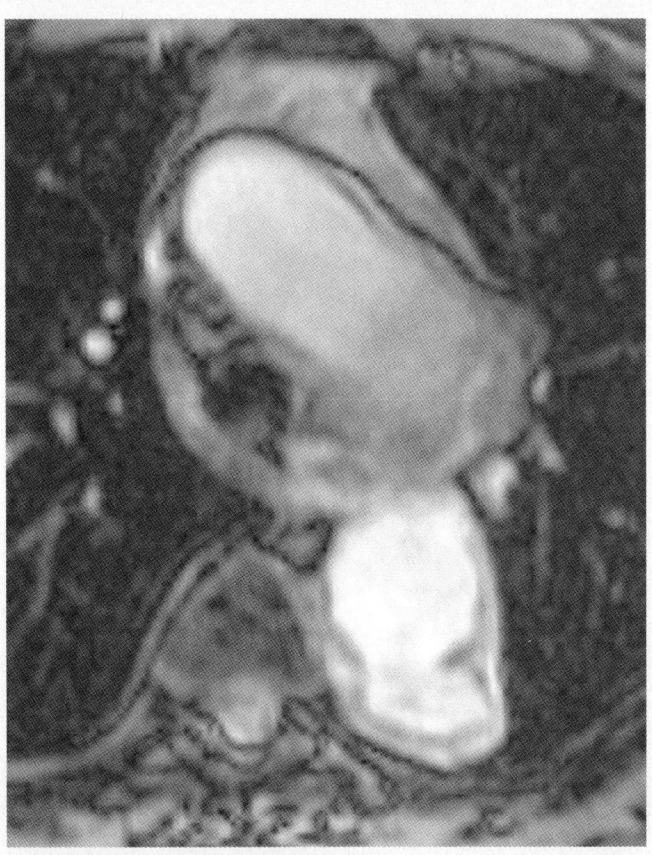

轴位梯度回波电影 MR 影像

1. 是假性动脉瘤，还是真性动脉瘤？
2. 这种表现的可能原因有哪些？
3. 最适当的治疗是什么？
4. 显示了何种影像序列？

病例 78

继发于穿透性溃疡的假性动脉瘤

1. 假性动脉瘤。
2. 动脉粥样硬化(穿透性溃疡)、真菌感染、创伤、医源性。
3. 外科切除术。
4. 矢状位对比增强 MR 血管成像和轴位电影 MRI。

参考文献

Reddy GP, Higgins CB. MR imaging of the thoracic aorta. *Magn Reson Imaging Clin N Am* 8:1-15, 2000.

相关参考文献

Cardiac Imaging: THE REQUISITES, 2nd edition, pp 402-403.

点 评

MR 血管成像显示主动脉弓远端外膨。动脉瘤瘤颈比较狭窄，提示假性动脉瘤。主动脉的假性动脉瘤可能是由于穿透性的动脉粥样硬化溃疡、感染、创伤（减速伤——虽然在这个位置少见）或者医源性的损伤。在此病例中，主动脉广泛的粥样硬化提示病因为穿透性溃疡。

由于假性动脉瘤的特点为一层或多层动脉壁的破裂，故而有破裂的危险，治疗时通常采用外科切除术。

CT 或者 MRI 常用于确诊本病。如果外膨部有一个比较窄的瘤颈(小于动脉瘤直径的 50%)，可能为假性动脉瘤，而瘤颈宽的动脉瘤很可能为真性动脉瘤。

病例 79

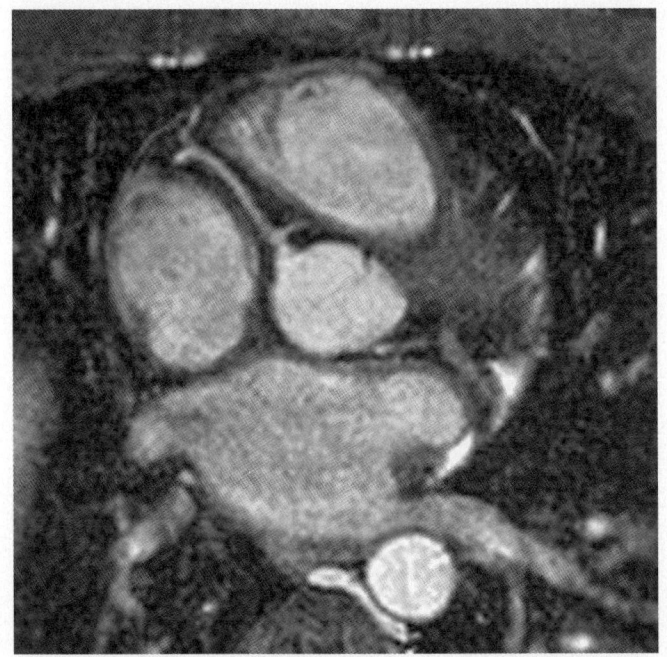

冠脉 MR 血管成像"皂泡样"重建

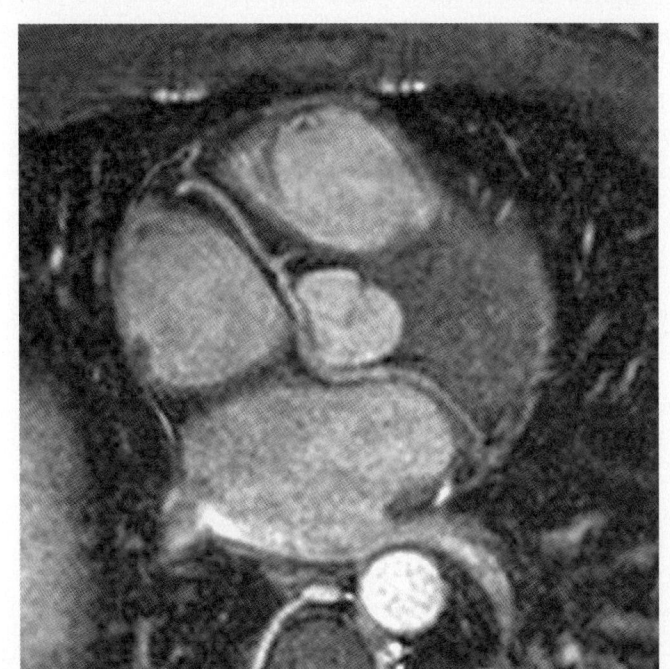

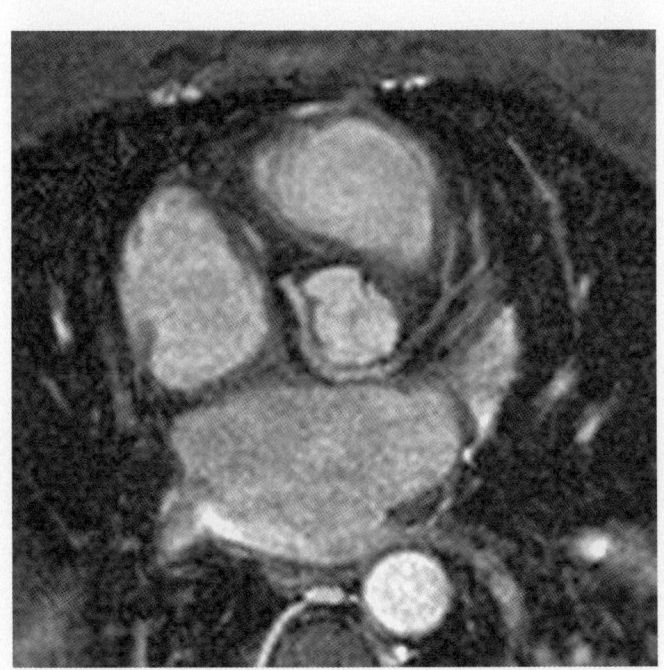

1. 哪支冠状动脉异常?
2. 左、右冠状动脉有共同的起源吗?
3. 异常血管是怎样走行的?
4. 这种异常需要治疗吗?

病例 79

异常左冠状动脉

1. 左冠状动脉主干。
2. 是的。
3. 主动脉后部。
4. 不需要。

参考文献

Danias PG, Stuber M, McConnell MV, Manning WJ. The diagnosis of congenital coronary anomalies with magnetic resonance imaging. *Coron Artery Dis* 12:621-626, 2001.

相关参考文献

Cardiac Imaging: THE REQUISITES, 2nd edition, pp 223-225.

点 评

导航门控冠状动脉 MR 血管成像显示了左冠状动脉主干异常起自于右侧冠状动脉。异常冠状动脉通常直接起自主动脉，而这种共同起源（单冠状动脉）是非常罕见的。这条异常左冠状动脉走行于升主动脉后方，然后分出左前降支和左回旋支。

有几种类型的异常冠状动脉，异常动脉在动脉之间的走行可使正常动脉受压并引起局部缺血，可导致心绞痛、心律失常、晕厥或猝死，因此应该进行外科治疗。相反，主动脉后的异常走行不会引起症状，可认为是不需要治疗的正常变异。

冠状动脉血管成像可以发现冠状动脉异常，但是常常不能明确判定血管的走行。可用 MR 血管成像和心电门控 CT 来显示异常血管的走行。

（薛润发译　郑宝霞校）

挑战篇

病例 80

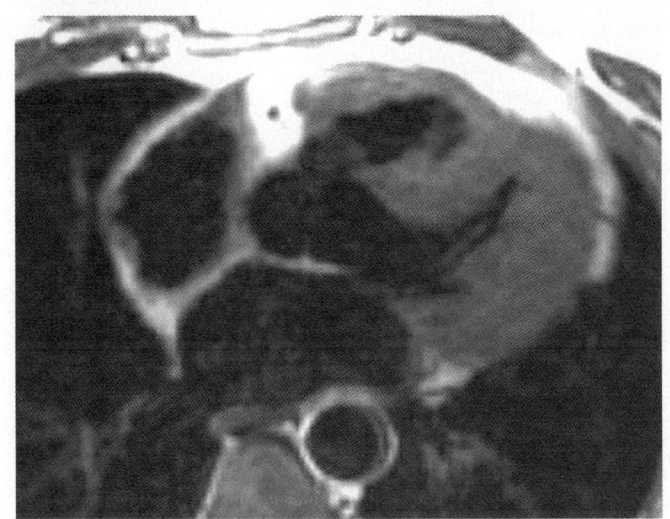

轴位自旋回波电影 MR 影像

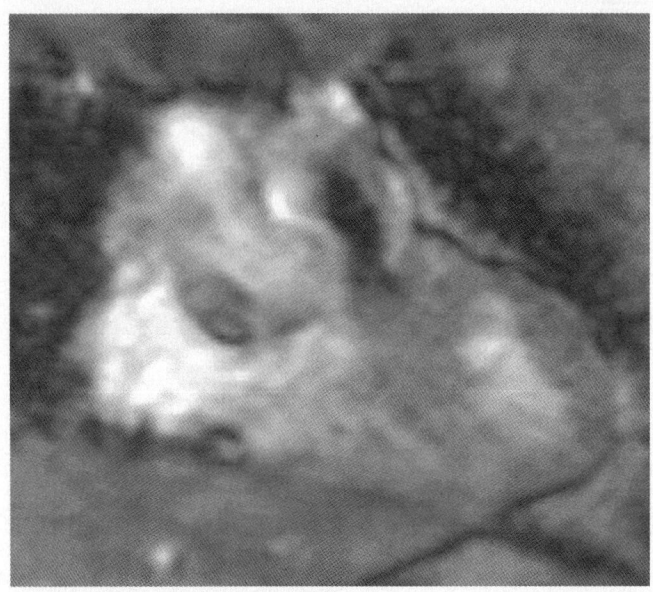

冠状位梯度回波电影 MR 影像

1. 图中为哪种类型的室间隔缺损？
2. MRI 在评价这种类型的缺损中有何作用？
3. 在电影 MR 影像上，肺动脉中的黑色喷射状物代表什么？
4. 这种病变的并发症有哪些？

答案

病例 80

嵴上型室间隔缺损

1. 嵴上型室间隔缺损。
2. 在轴位 MRI 影像上，病变特征性表现为缺损位于主动脉根部与右心室动脉圆锥之间，应用超声心动图来评价这种病变可能是很困难的。
3. 左向右分流。
4. 主动脉瓣关闭不全或瓦氏窦脱垂或动脉瘤。

参考文献

Bremerich J, Reddy GP, Higgins CB. MRI of supracristal ventricular septal defects. *J Comput Assist Tomogr* 23:13-15, 1999.

相关参考文献

Cardiac Imaging: THE REQUISITES, 2nd edition, pp 331-334.

点 评

　　轴位自旋回波影像显示位于主动脉根部与右心室流出道之间的缺损，符合嵴上型室间隔缺损。冠状面电影图像显示一股黑色血流喷射状进入肺动脉，符合左向右分流。

　　缺损的位置既在主动脉下，又在肺动脉下，因而认为嵴上型室间隔缺损也是一种双重动脉下缺损。

　　超声心动图是评价心内分流最主要的方法。然而，由于嵴上型室间隔缺损的位置的原因，可能难以用超声心动图进行评估，MRI 显示了主动脉根部与右心室流出道之间存在通路这一特征性表现。

病例 81

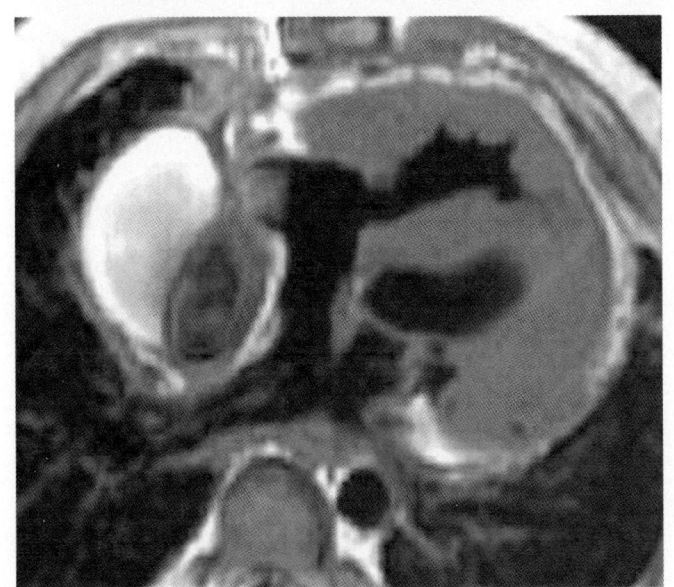

轴位自旋回波 MR 成像

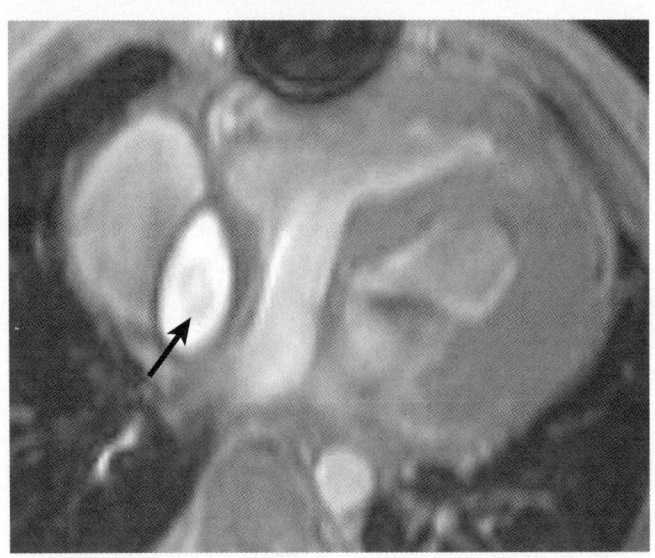

轴位梯度回波电影 MR 成像

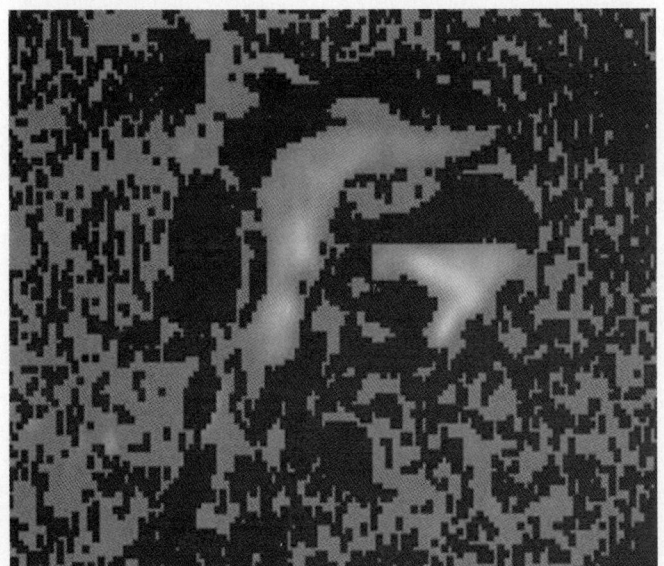

速度编码电影 MR 相位对比成像

1. 什么是方丹分流术?
2. 方丹术用于治疗什么病变?
3. 方丹分流术(箭头)是特效治疗吗?
4. 方丹分流右侧的高信号结构是什么?

病例 81

左心发育不全综合征——方丹分流术后

1. 是绕过心脏，在下腔静脉与肺动脉之间的分流术。
2. 三尖瓣闭锁，左心发育不全综合征（Norwood 术的一部分）。
3. 是。
4. 血肿。

参考文献

Bardo DM, Frankel DG, Applegate KE, Murphy DJ, Saneto RP. Hypoplastic left heart syndrome. *Radiographics* 21:705-717, 2001.

相关参考文献

Cardiac Imaging: THE REQUISITES, 2nd edition, pp 355-359.

点评

MRI 可评估左心发育不全综合征患者方丹分流术后的情况。在自旋回波影像上，分流区的中等信号强度可以提示血流缓慢或血栓。电影 MRI 显示均一的高信号，符合血流通畅、无血栓形成的表现。在自旋回波和梯度回波电影影像上可见方丹分流术右侧的肿块为强信号，速度编码相位对比电影成像显示肿块内血流缺乏，这些表现与术后血肿相符。

病例 82

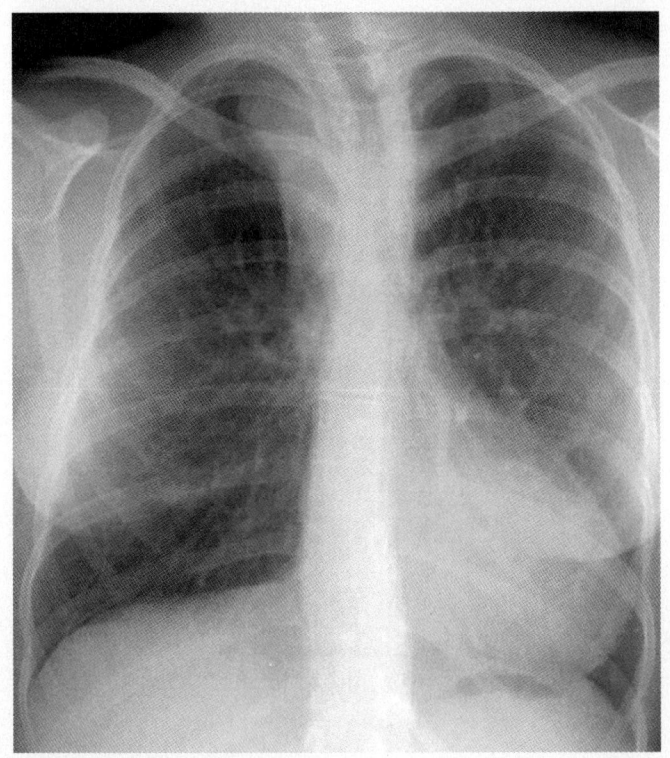

1. 有哪些鉴别诊断?
2. 可以对肿块进行活检吗?
3. 主动脉弓位于哪一侧?
4. 哪个原始动脉弓形成正常的主动脉弓?

答　案

病例 82

颈部主动脉弓

1. 主动脉弓动脉瘤、右锁骨下或颈总动脉动脉瘤、颈部主动脉弓和淋巴结病。
2. 不能。
3. 右侧。
4. 左侧第四弓。

参考文献

McElhinney DB, Tworetzky W, Hanley FL, Rudolph AM. Congenital obstructive lesions of the right aortic arch. *Ann Thorac Surg* 67:1194-1202, 1999.

Hirao K, Miyazaki A, Noguchi M, Shibata R, Hayashi K. The cervical aortic arch with aneurysm formation. *J Comput Assist Tomogr* 23:959-962, 1999.

点　评

胸片显示右上纵隔肿物，主动脉弓位于右侧。依据病史，患者右锁骨上区有一个搏动性肿物。进一步影像学检查显示该肿物为颈部主动脉弓。

颈部主动脉弓是一种罕见的畸形，主动脉弓起自原始第三弓，而不是第四弓，常见于右侧。曾有报道同侧颈内动脉和颈外动脉以及椎动脉直接起自此弓。颈部主动脉弓常无症状，但可能以锁骨上窝或颈部的搏动性肿物、肌肉痉挛所致的梗阻或者动脉瘤而来就诊。

基于颈根部主动脉弓的表现诊断此病。一些研究人员指出，找到直接起自于动脉弓的颈内动脉和颈外动脉分离的起点，是诊断的基础。

（孙丽霞译　高菊校）

病例 83

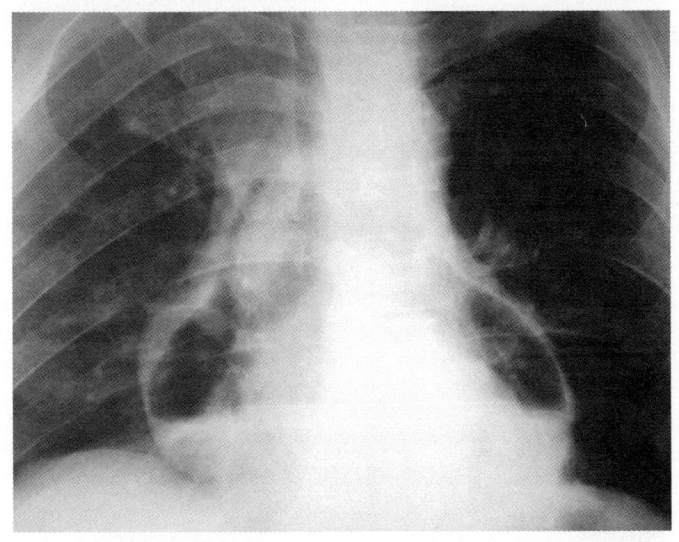
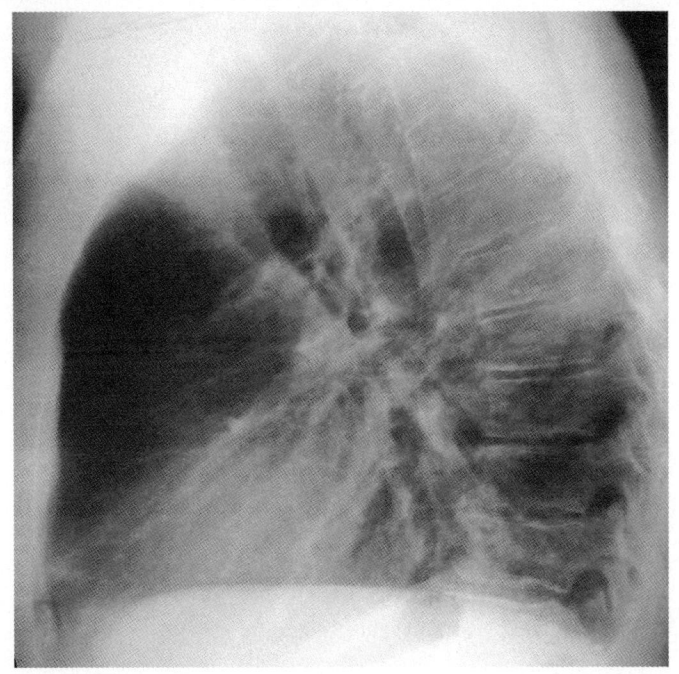
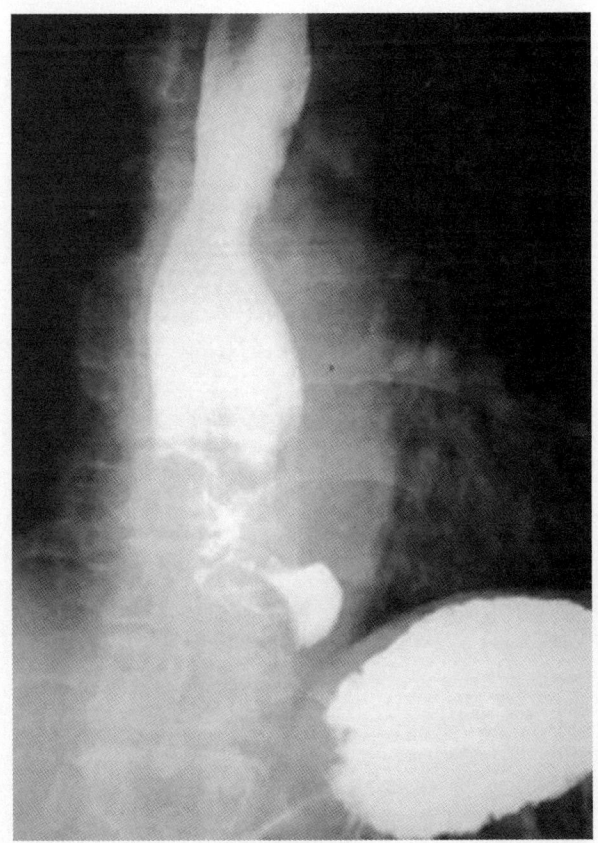

1. 有何异常？
2. 这种表现可能的病因是什么？
3. 在上消化道造影中有何表现？
4. 缺乏其他进一步检查，这种表现最可能的原因是什么？

答 案

病例 83

心包积液积气

1. 心包积液积气。
2. 既往心包穿刺术或心包开窗术、食管心包瘘。
3. 蕈伞型食管癌。
4. 食管心包瘘。

参考文献

Kaufman J, Thongsuwan N, Stern E, Karmy-Jones R. Esophageal-pericardial fistula with purulent pericarditis secondary to esophageal carcinoma presenting with tamponade. *Ann Thorac Surg* 75:288-289, 2003.

Meltzer P, Elkayam U, Parsons K, Gazzaniga A. Esophageal-pericardial fistula presenting as pericarditis. *Am Heart J* 105:148-150, 1983.

点 评

胸片提示心包积液积气。由于缺乏对心包的进一步检查，又存在食管癌的表现，应拟诊为食管心包瘘。确诊依靠内镜检查。

心包积液常发生于心包穿刺术后或心包引流术后。其他原因，如瘘，非常少见。肿瘤如乳腺癌、肺癌、淋巴瘤和食管癌不侵犯心包。

病例 84

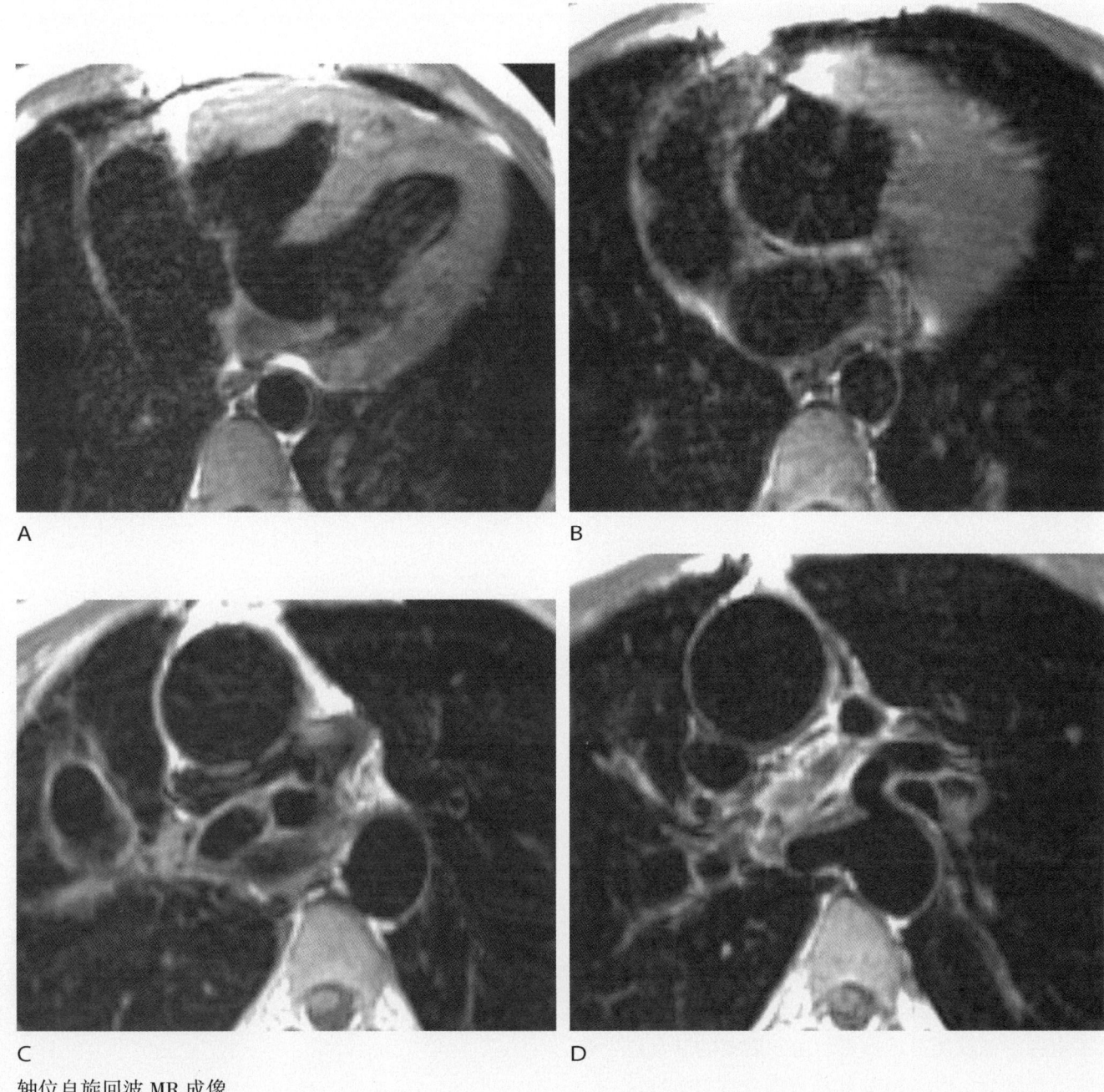

轴位自旋回波 MR 成像

1. 心腔内存在何种分流？
2. 哪个心腔肥厚？
3. 有几条大动脉从心脏发出（见图 B）？
4. 诊断是什么？

病例 84

肺动脉闭锁合并室间隔缺损

1. 室间隔缺损。
2. 右心室。
3. 一条（主动脉）。
4. 肺动脉闭锁合并室间隔缺损。

参考文献

Reddy GP, Higgins CB. Magnetic resonance imaging of congenital heart disease: evaluation of morphology and function. *Semin Roentgenol* 38:342-351, 2003.

相关参考文献

Cardiac Imaging: THE REQUISITES, 2nd edition, pp 351-353.

点 评

MRI 显示膜部室间隔缺损，右室肥厚，主动脉骑跨（转位到右侧，在间隔缺损上方）。主动脉是发自心脏的惟一大血管，表明肺动脉闭锁。这些表现符合肺动脉闭锁合并室间隔缺损。主肺动脉发育不全（见图 C），肺组织的血供源于发自降主动脉的体 - 肺动脉的侧支血管（见图 D）。

肺动脉闭锁合并室间隔缺损是法洛四联症的一种严重的变异。在过去，有时称为"假干"，但要注意，这种畸形并不是动脉干。主肺动脉常常发育不全，周围肺动脉常狭窄。

MRI 是评估肺动脉的最佳方法。因为它评价心外结构比超声心动图更准确，而且应用电影 MRI 血管成像技术不用造影剂就能显示血管。由于闭锁的肺动脉常常不能很好显示，因此 MRI 在这方面表现出特殊优势。

病例 85

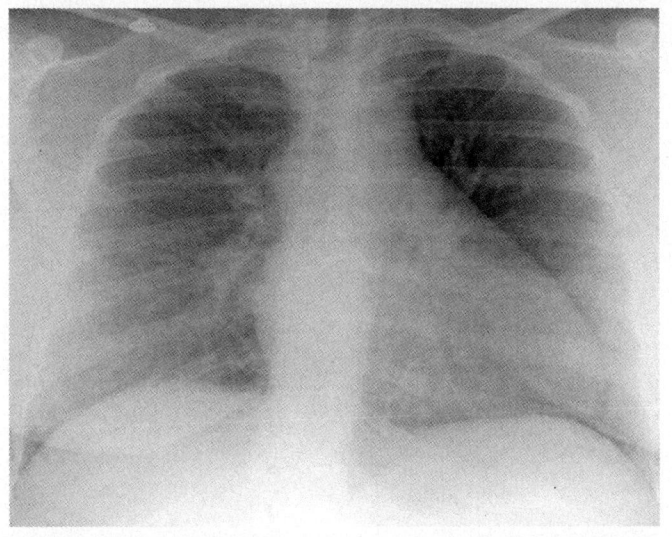
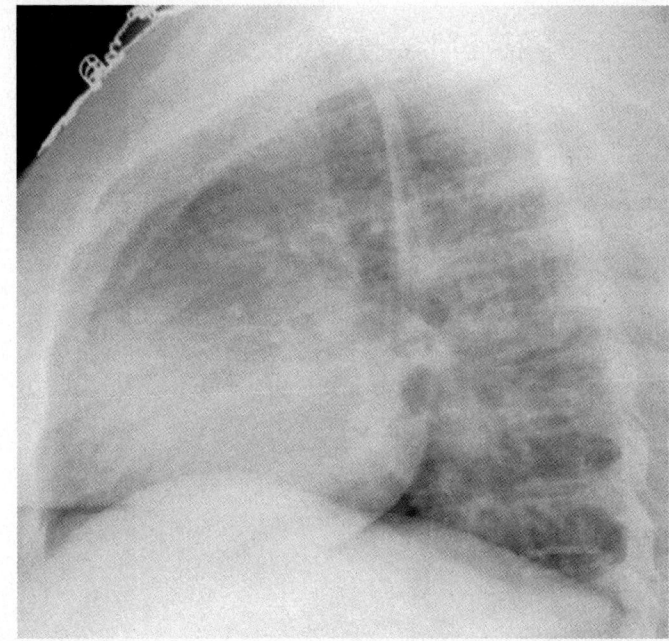
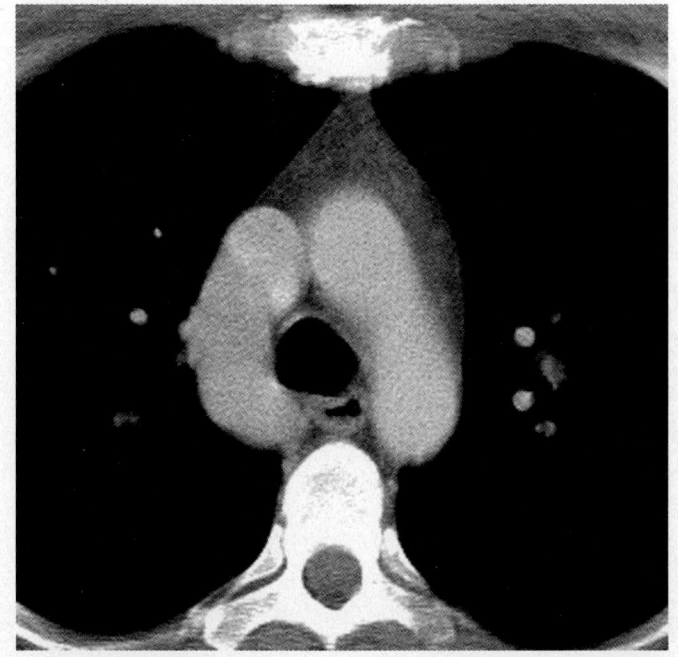
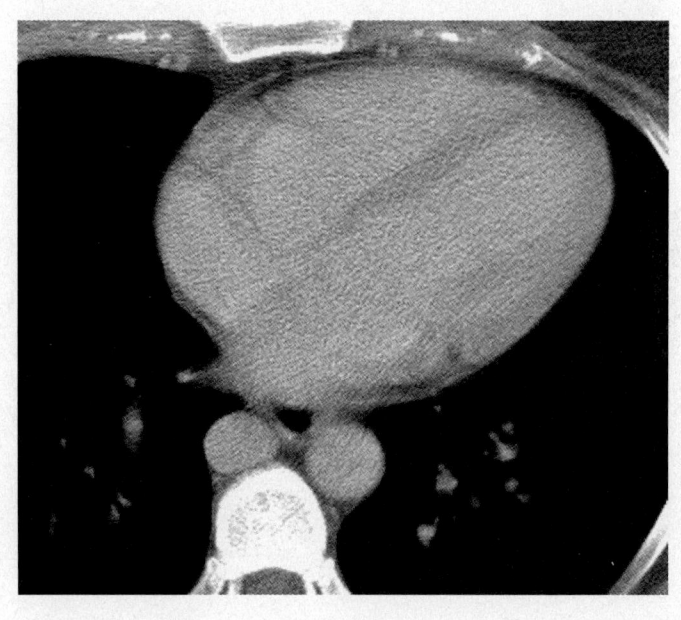

1. 哪支血管扩张?
2. 胸部哪支血管缺如?
3. 诊断是什么?
4. 哪种类型的内脏异位综合征与本病相关?

答　案

病例 85

下腔静脉离断伴奇静脉扩张

1. 奇静脉。
2. 下腔静脉。
3. 下腔静脉离断伴奇静脉扩张。
4. 双左（Bilateral Left-sidedness）/ 多脾综合征。

参考文献

Jelinek JS, Stuart PL, Done SL, Ghaed N, Rudd SA. MRI of polysplenia syndrome. *Magn Reson Imaging* 7:681-686, 1989.

相关参考文献

Cardiac Imaging : THE REQUISITES, 2nd edition, p 297.

点　评

平片显示膈肌上方未见下腔静脉影。后前位胸片和 CT 显示奇静脉明显增粗，符合下腔静脉离断伴奇静脉扩张的表现。

在这种畸形中，下腔静脉肝段是中断的，血流通过旁路进入奇静脉或半奇静脉。这种畸形可以单独出现，如本例患者，也可与多脾综合征相关。

病例 86

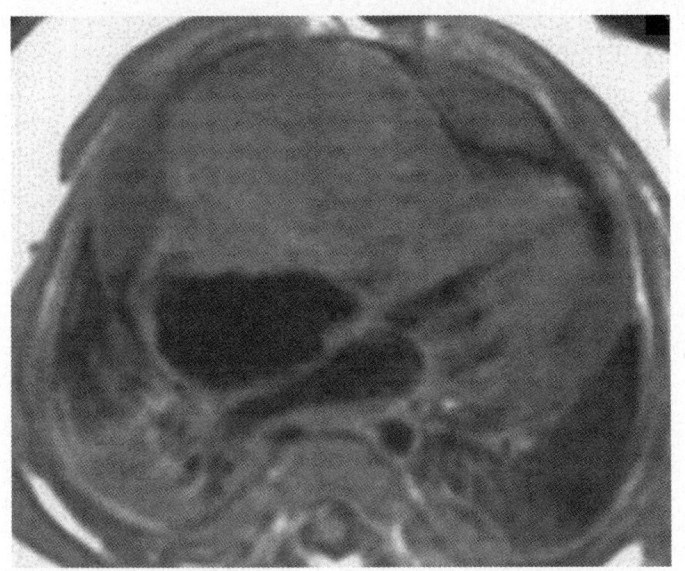

轴位自旋回波 MRI 成像

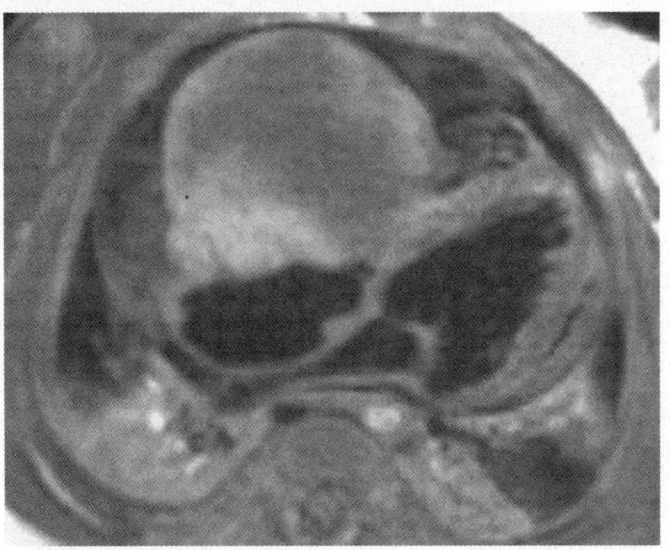

轴位自旋回波脂肪饱和增强 MR 成像

1. 肿块中心位于何处?
2. 哪个房室受压?
3. 肿块是良性还是恶性?
4. 最可能的诊断是什么?

病例 87

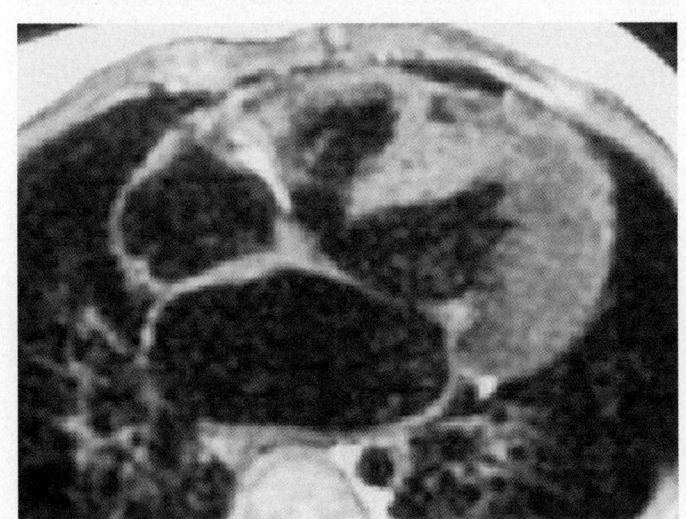

轴位自旋回波 MR 成像

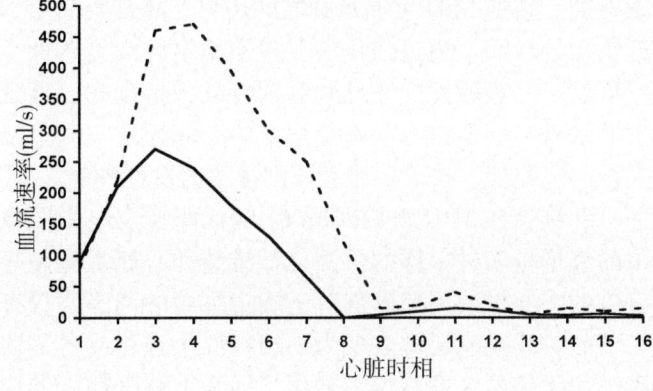

1. 患者有何病变?
2. MRI 哪个序列常用来测量血流?
3. 曲线图代表什么意思?
4. 为什么肺循环血流大于体循环血流?

病例 86

心脏纤维瘤

1. 右心室游离壁。
2. 右心室和右心房。
3. 良性的。
4. 纤维瘤。

参考文献

Fujita N, Caputo GR, Higgins CB. Diagnosis and characterization of intracardiac masses by magnetic resonance imaging. *Am J Card Imaging* 8:69-80, 1994.

相关参考文献

Cardiac Imaging: THE REQUISITES, 2nd edition, p 263.

点 评

心肌纤维瘤是一种非常罕见的良性肿瘤，大约有90%发生于儿童。纤维瘤通常边界清楚，主要由梭形细胞和其间的胶原构成。近半数肿瘤中可以看到微小钙化。

MRI对于确定肿瘤的大小、位置和心功能有很大的帮助。增强MRI可显示肿瘤的边界、蔓延及其对邻近结构的浸润。通过强化的表现来确定肿瘤为恶性并不可靠。心脏原发性恶性肿瘤的特征包括浸润、蔓延出心脏外、一个以上房室受累、中心坏死或空洞以及大量心包积液。缺乏上述表现则提示为良性肿瘤。

纤维瘤在MRI自旋回波T1加权图像及电影图像中的表现是多种多样的。因为纤维瘤和心肌常常是等信号的，所以使用造影剂对于确定肿瘤的范围是很有必要的。纤维瘤通常表现为不规则周边强化或者是伴有钙化无信号区的不均匀强化。因为钆螯合物能够快速进入细胞外间隙，迅速达到平衡。周边强化表明中心纤维组织血管生成能力弱，肿瘤的周边形成血管能力强，而且细胞外间隙大。

由于这种周边强化方式与生长很快伴中央坏死的肿瘤的强化方式相似，所以它不是纤维瘤的诊断标准。明确诊断需要心内膜活检或开放式活检。MRI有助于提示纤维瘤的诊断。如果肿块影响到血流动力学，则有必要手术切除。

病例 87

室间隔缺损及流量测定

1. 室间隔缺损。
2. 速度编码相位对比电影MRI。
3. 心动周期中的肺循环和体循环的血流比率。
4. 左向右的分流。

参考文献

Varaprasathan GA, Araoz PA, Higgins CB, Reddy GP. Quantification of flow dynamics in congenital heart disease: applications of velocity-encoded cine MR imaging. *Radiographics* 22:895-905, 2002.

相关参考

Cardiac Imaging: THE REQUISITES, 2nd edition, p 122.

点 评

这张MR影像显示室间隔缺损。

速度编码电影MRI可以用来确定心内分流量。速度编码电影MRI也可以测量肺动脉（肺循环）和升主动脉（体循环）的血流，得到血流曲线（如图），并可通过血流曲线积分得到单位时间的血流量。在正常个体中，肺循环与体循环血流比率是1∶1。而在左向右分流的患者，比率大于1。当血流比率超过1.7∶1时，手术修补可能会有益处。

超声心动图是评估心内分流的主要影像学手段。而MRI在确定分流量及评估损害程度例如嵴上型室间隔缺损和部分异常肺静脉引流方面作用很大，因为在这些方面超声心动图的应用会受到限制。

（李雪蛟译 邹玉环校）

病例 88

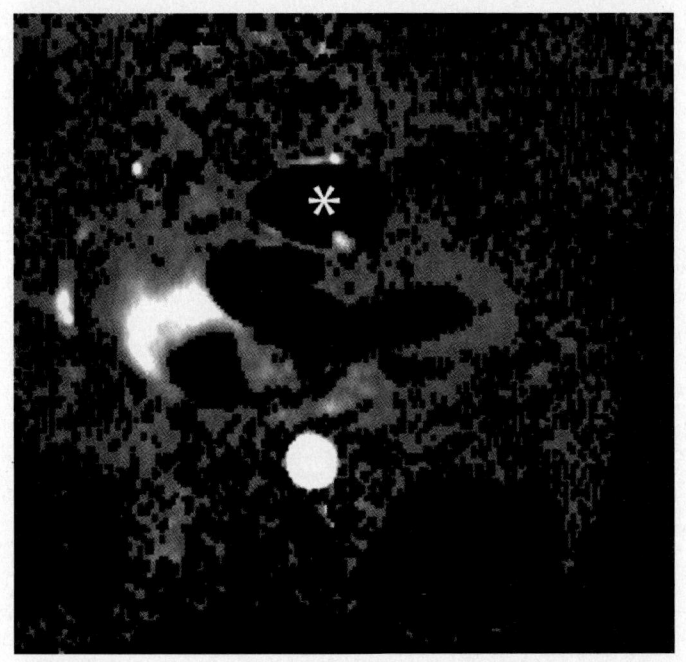
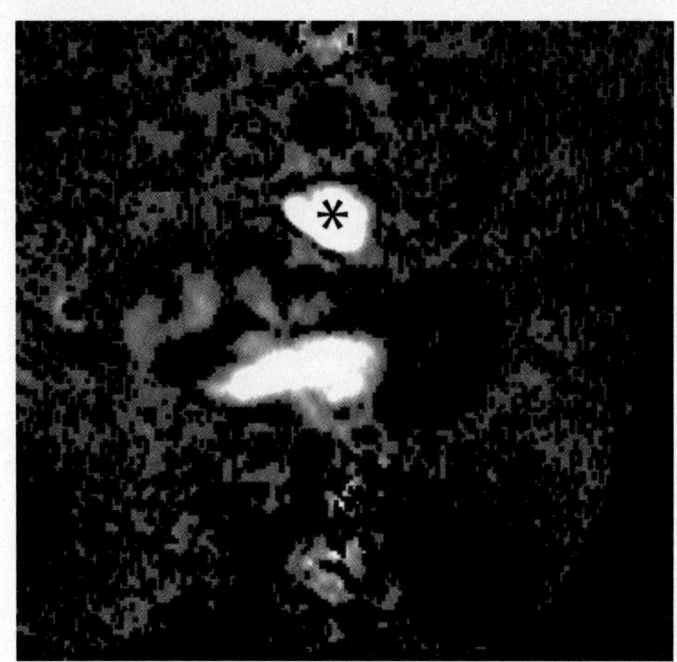

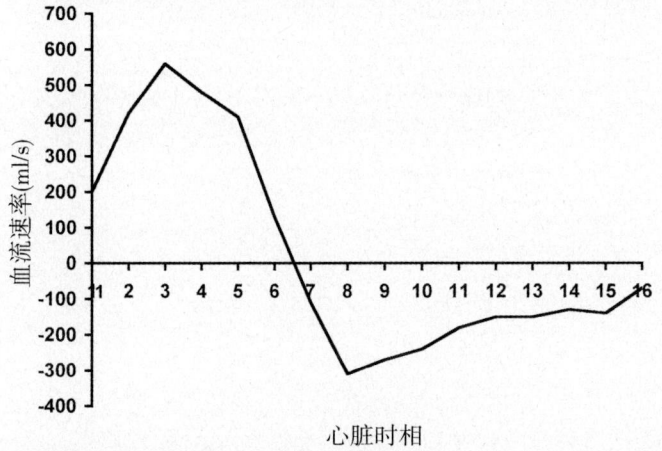

1. 图中使用的是哪种 MRI 序列？
2. 标注（*）的是什么结构？
3. 患者有法洛四联症病史，婴儿时已作了修补术，诊断是什么？
4. 曲线代表什么？

病例 88

法洛四联症修补术后肺动脉反流

1. 速度编码电影 MRI：相位成像。
2. 肺动脉。
3. 肺动脉瓣反流。
4. 图中收缩期部分代表正向（正常）血流，舒张期部分代表负向（反流）血流。

参考文献

Varaprasathan GA, Araoz PA, Higgins CB, Reddy GP. Quantification of flow dynamics in congenital heart disease: applications of velocity-encoded cine MR imaging. *Radiographics* 22:895-905, 2002.

相关参考文献

Cardiac Imaging : THE REQUISITES, 2nd edition, p 193.

点评

速度编码相位对比电影 MRI 显示肺动脉内收缩期正向血流（黑信号）和舒张期逆向血流（亮信号），提示瓣口反流。血流曲线反映了反流量的信息。

法洛四联症患者在婴儿期或儿童早期接受矫形手术。通常情况下，肺动脉漏斗部狭窄因右室扩大而缓解，而这些操作可造成肺动脉瓣长时间失效。肺动脉瓣反流患者需实施瓣膜置换术。

MRI 是理想的评估肺动脉瓣反流的检查方法，因为其无创伤、无电离辐射，评估右室情况优于超声心动图，而且可以量化反流量和右室容积。

病例 89

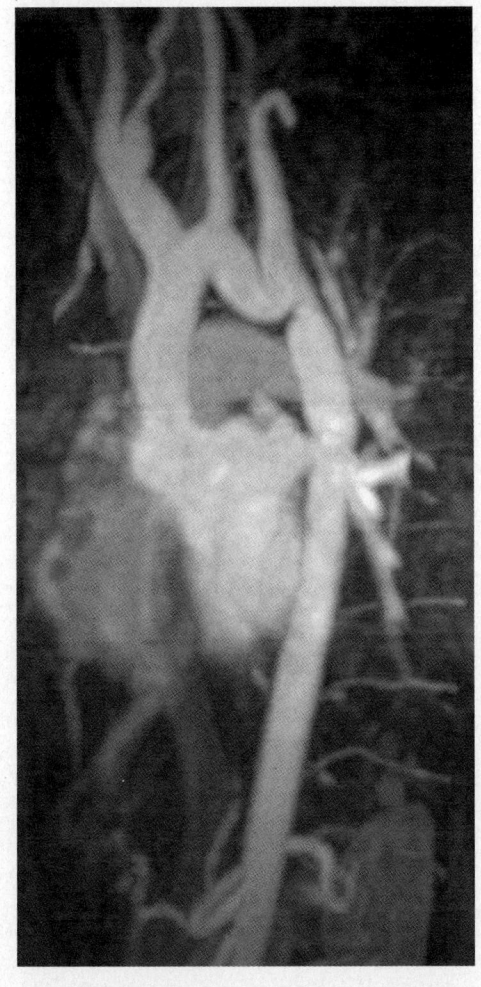

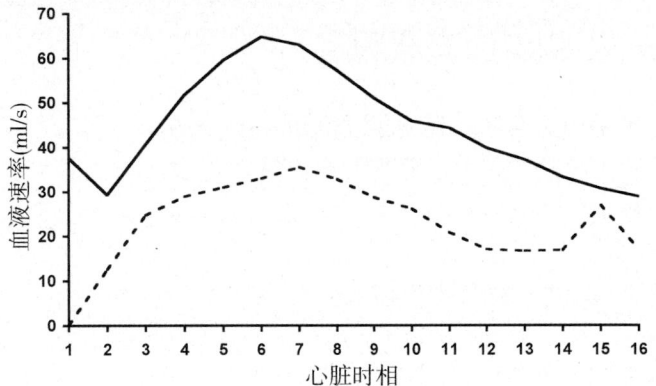

钆增强 MR 血管成像最大强度投影影像

1. 曲线图代表什么意义？
2. 诊断是什么？
3. 损害是否有血流动力学改变？
4. 对年轻患者，如何治疗？

答　案

病例 89

主动脉缩窄和侧支血流量测定

1. 血流时间曲线显示主动脉远端血流量高于近端，两个位置血流量的差等于侧支的血流量。
2. 主动脉缩窄。
3. 是。
4. 外科手术或球囊扩张及支架植入。

参考文献

Varaprasathan GA, Araoz PA, Higgins CB, Reddy GP. Quantification of flow dynamics in congenital heart disease: applications of velocity-encoded cine MR imaging. *Radiographics* 22:895-905, 2002.

相关参考文献

Cardiac Imaging: THE REQUISITES, 2nd edition, pp 117-119.

点　评

　　MRI血管成像显示主动脉近动脉导管部的局限性缩窄。未见明显侧支血管。血流时间曲线显示侧支循环的存在。即使未看到明确的侧支血管，侧支血流的存在也表明这种损害是有血流动力学意义的。

　　正常情况下，由于肋间动脉和其他主动脉分支分流血液，胸主动脉远段血流略低于近段。而在严重影响功能的主动脉缩窄患者，由于侧支血管供应降主动脉血液，主动脉远段血流高于近段。

　　在主动脉缩窄的检查中，速度编码电影MRI是惟一能测量侧支循环血流量的无创检查方法。

病例 90

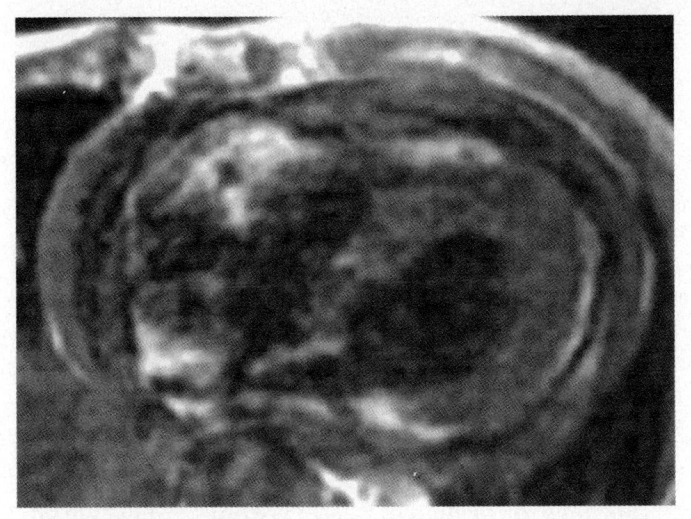
轴位自旋回波 MR 成像

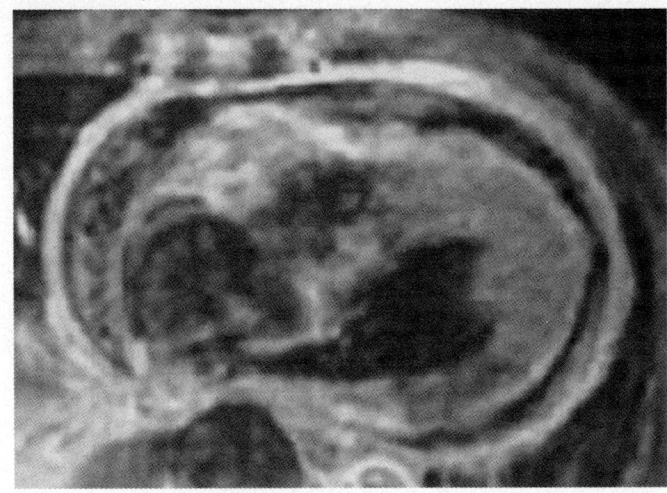
轴位自旋回波脂肪饱和增强 MR 成像

1. 心包积液是单纯性还是复杂性的？
2. 显示心包的何种异常？
3. 患者伴有呼吸困难、下肢浮肿、胸腔积液和腹水，诊断是什么？
4. 在全球范围内，最常见的病因是什么？

病例 91

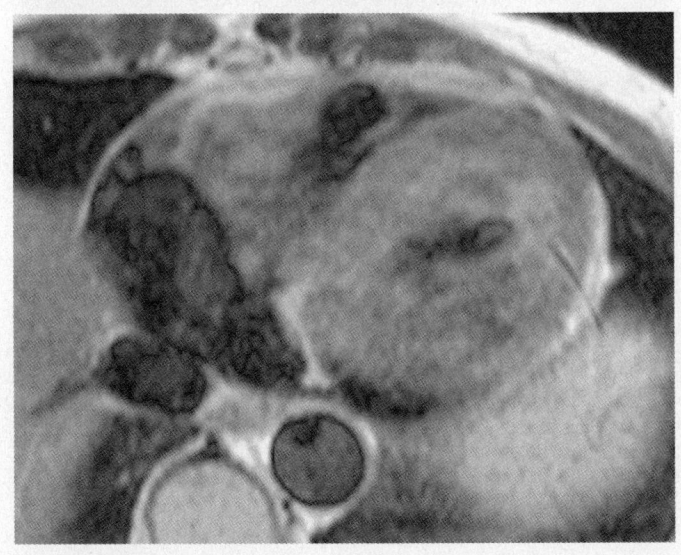
轴位自旋回波 MR 成像

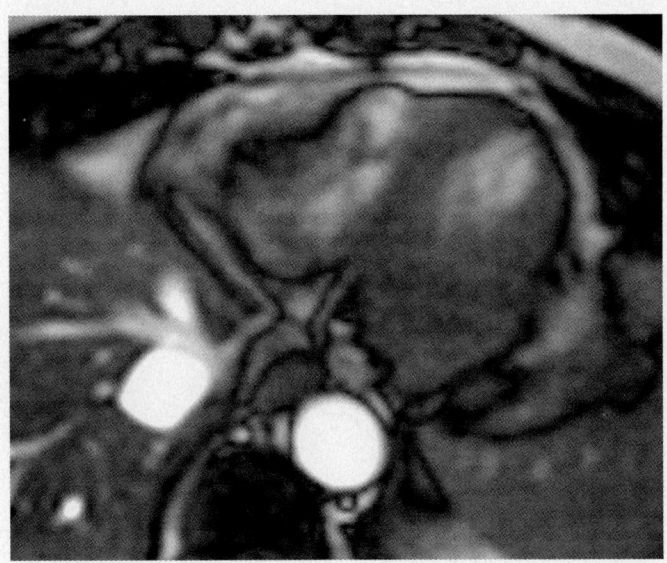
轴位梯度回波电影 MR 影像

1. 右室有何种异常？
2. 患者有由右室引发的心律失常，最可能的诊断是什么？
3. 疾病在 MRI 上有哪些其他表现？
4. 本病有遗传因素吗？

病例 90

渗出性缩窄性心包炎

1. 复杂性的。
2. 心包增厚（≥4mm）并有强化。
3. 渗出性缩窄性心包炎。
4. 结核。

参考文献

Wang ZJ, Reddy GP, Gotway MB, Yeh BM, Hetts SW, Higgins CB. CT and MR imaging of pericardial disease. *Radiographics* 23(Special Issue):S167-S180, 2003.

相关参考文献

Cardiac Imaging: THE REQUISITES, 2nd edition, pp 253-256.

点 评

患者的心包渗出是复杂性的，伴有心包增厚和强化。如果有缩窄性/限制性的病理基础，则诊断为渗出性缩窄性心包炎。

虽然心包穿刺术可以缓解急性病变，但仍可发展为慢性缩窄性心包炎。该患者心包穿刺抽液术发现心包积液中含有抗酸杆菌，培养证实为结核分枝杆菌。

（刘爱华译 刘景旺校）

病例 91

致心律失常性右室发育不良伴右心室室壁瘤

1. 心室壁局限性膨胀变薄，符合室壁瘤的表现。在电影图中（未显示），表现为矛盾运动。
2. 致心律失常性右室发育不良。
3. 右心室游离壁的脂肪浸润。
4. 可能有遗传。

参考文献

Bremerich J, Pater S, Buser PT. Magnetic resonance imaging of acquired heart disease: evaluation of structure. *Semin Roentgenol* 38:314-319, 2003.

相关参考文献

Cardiac Imaging: THE REQUISITES, 2nd edition, pp 277-280.

点 评

导致心律失常的右心室发育不良典型表现为室性心动过速或右心室源性快速心律失常。右心室心肌为脂肪或纤维组织所取代。

右心室发育不良应结合临床、电生理、超声心动图和MRI做出诊断。尽管MRI是主要的诊断方法，但是异常的MRI表现并非诊断所必需，其对诊断而言也是不充分的。尽管遗传因素尚未明确证实，但是几乎50%的患者有家族史。

MR自旋回波序列可显示右心室肌层内的脂肪。该疾病的其他表现还包括局限性心室壁变薄和室壁瘤。

病例 92

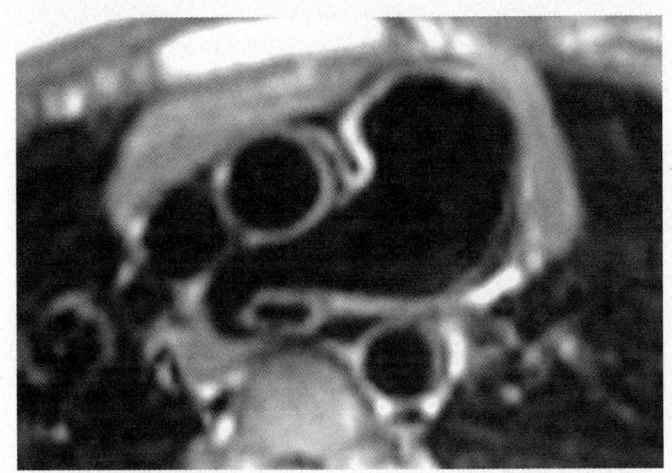

轴位自旋回波 MR 成像

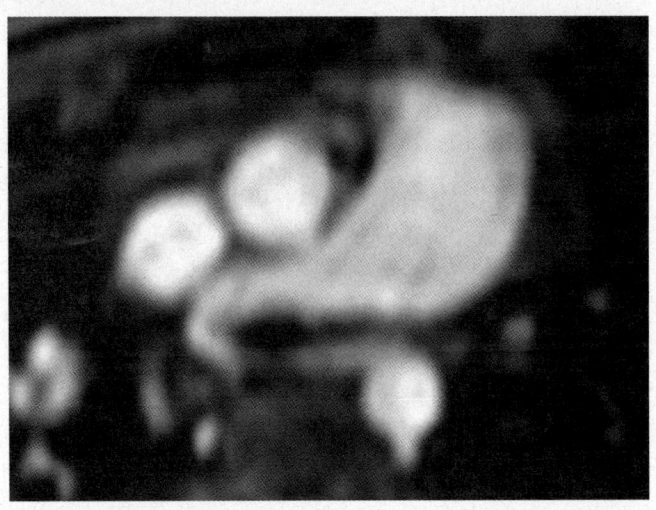

轴位梯度回波电影 MR 影像

1. 左肺动脉起自哪里？
2. 左肺动脉如何走行？
3. 诊断是什么？
4. 该疾病有何临床征象？

病例 92

迷走左肺动脉

1. 起自右肺动脉末端。
2. 其向后达气管，向前达食管（这些图像中并未显示食管）。
3. 迷走左肺动脉。
4. 它是一个血管环，不同程度地压迫着气管和右主支气管。由于左肺动脉发育不良，左肺血流量减少。

参考文献

Eichhorn J, Fink C, Bock M, Delorme S, Brockmeier K, Ulmer HE. Images in cardiovascular medicine: time-resolved three-dimensional magnetic resonance angiography for assessing a pulmonary artery sling in a pediatric patient. *Circulation* 106:E61-E62, 2002.

相关参考文献

Cardiac Imaging: THE REQUISITES, 2nd edition, pp 408-410.

点 评

迷走左肺动脉是一种罕见的左肺动脉发育异常，它起自右肺动脉末端，走行于气管和食管之间。血管环指的是在气道周围有一个由左肺动脉形成的环。患者有气道压迫症状：呼吸困难和喘息。

动态呼气相 CT 可以评估气道受压的严重程度。速度编码电影 MRI 可估测左右肺动脉的不同的血流量。本例中，右肺动脉几乎接受了肺血流量的 79%，而左肺动脉仅为 21%。

病例 93

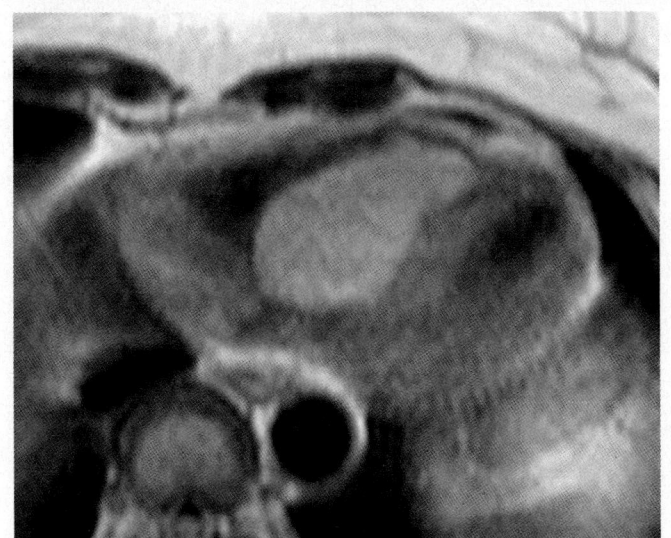

轴位自旋回波 MR 成像

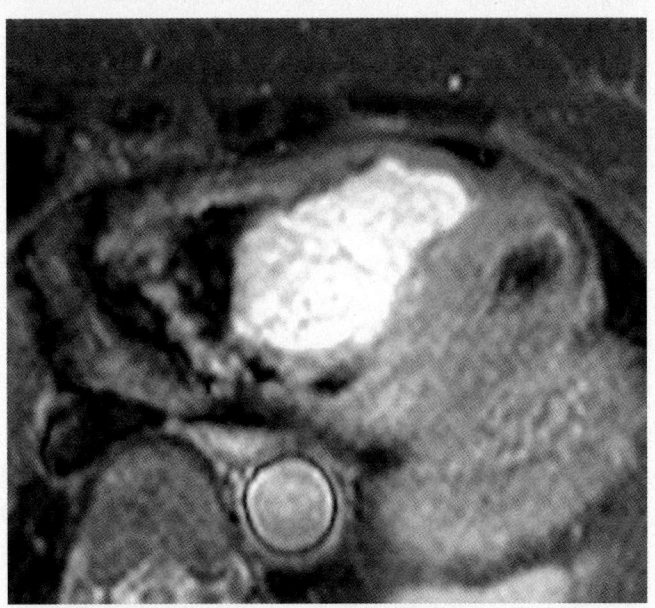

轴位自旋回波脂肪饱和 T2 加权 MR 成像

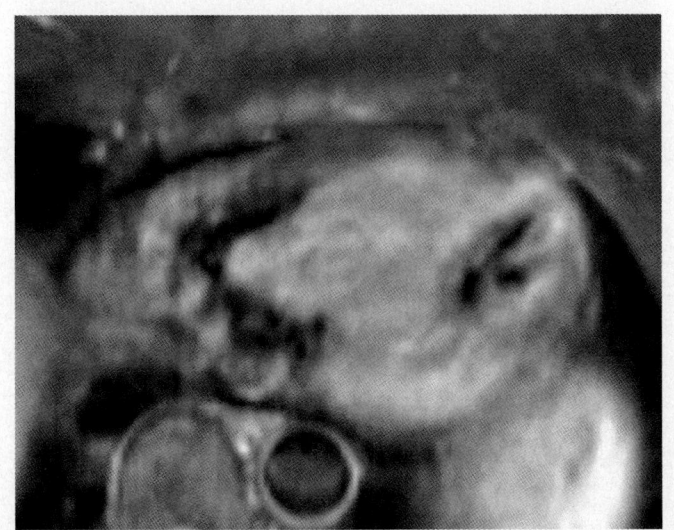

轴位自旋回波脂肪饱和钆增强 T1 加权 MR 成像

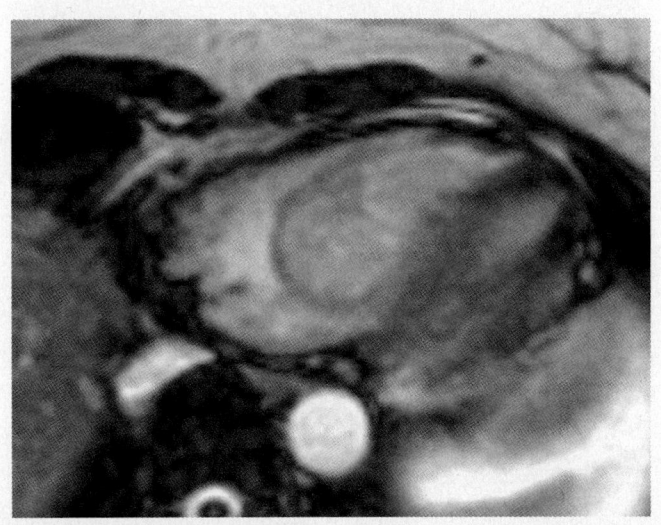

轴位梯度回波电影 MR 影像

1. 肿块中心位于何处？
2. 哪些 MRI 表现提示为心脏恶性肿瘤？
3. 肿瘤是恶性还是良性？
4. 心脏最常见的两种良性肿瘤是什么？

答 案

病例 93

心脏血管瘤

1. 右心室腔。
2. 累及心脏以外、浸润性生长、累及一个以上心腔、中心坏死或空洞、大量心包积液。
3. 良性。
4. 黏液瘤和脂肪瘤。

参考文献

Moniotte S, Geva T, Perez-Atayde A, Fulton DR, Pigula FA, Powell AJ. Images in cardiovascular medicine: cardiac hemangioma. *Circulation* 112:E103-E104, 2005.

相关参考文献

Cardiac Imaging : THE REQUISITES, 2nd edition, p 266.

点 评

血管瘤是上皮细胞和血管的良性增殖。依据优势血管的不同，肿瘤可以分为：空洞型、毛细型或动静脉型等亚型。血管瘤可以含有钙化、脂肪和纤维组织。心脏血管瘤很罕见，可以位于壁内或心腔内。

临床症状和体征包括劳累性呼吸困难、心律失常、心绞痛和右心衰竭等。右心室流出道梗阻是血管瘤患者呼吸困难的常见原因。

CT可显示肿瘤的部位、大小及范围。血管瘤在CT上的典型表现为不均匀密度，通常可见一些钙化的区域。碘对比增强CT可显示这种血管团的显著强化。

MRI是评估心脏肿块的最佳方法。血管瘤于T1加权相表现为低到中等信号，在T2加权相为高信号，但偶尔在T1加权相显示为高信号。

肿块在T1加权相为高信号时，除了血管瘤之外，还要考虑脂肪瘤和黑色素瘤。血管瘤在应用脂肪抑制技术后，信号不会降低，从而可以与脂肪瘤相鉴别。而黑色素瘤转移和其他恶性肿瘤是浸润性的，与血管瘤不同。

病例 94

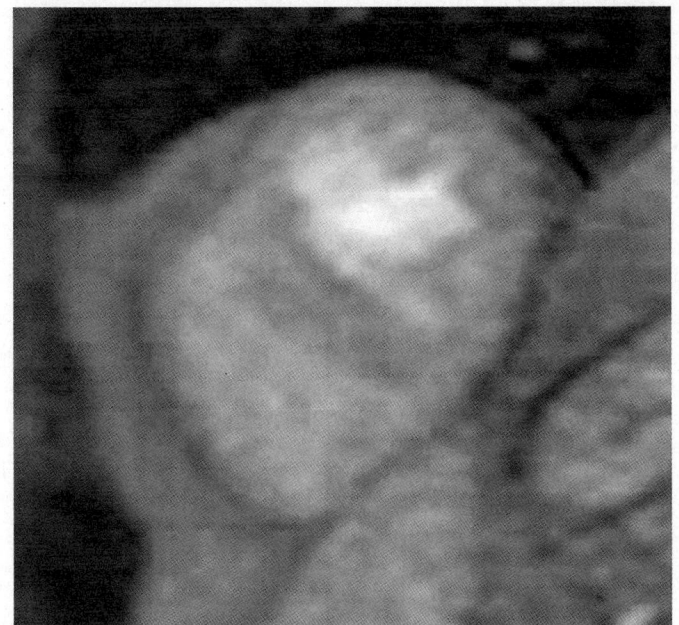

治疗前短轴首过灌注 MR 成像

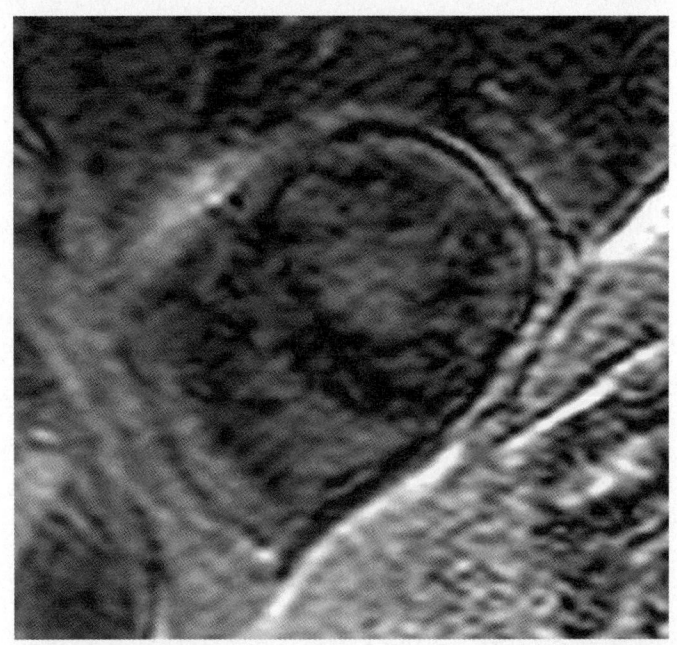

治疗前短轴延迟增强 MR 成像

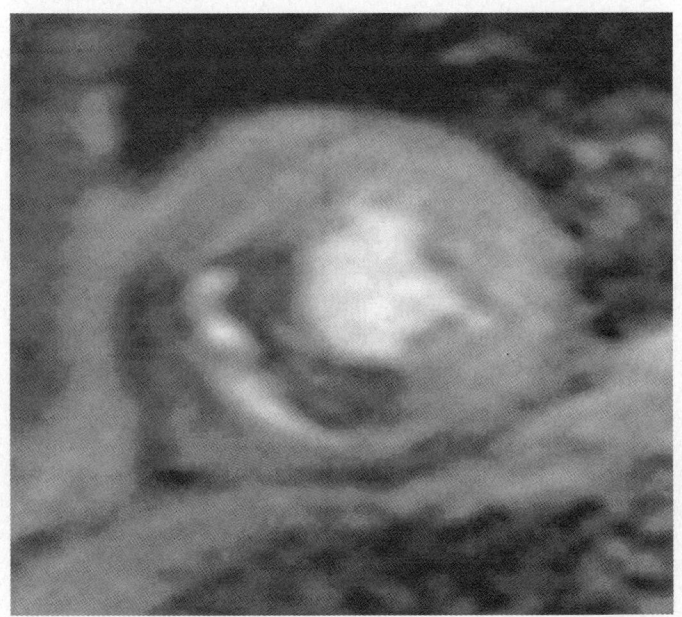

治疗后短轴首过灌注 MR 成像

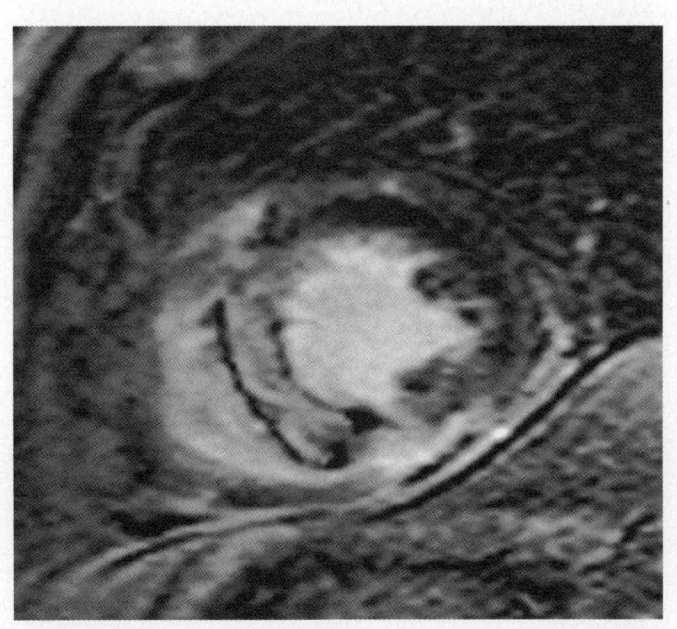

治疗后短轴延迟增强 MR 成像

1. 治疗后灌注图像显示了什么？
2. 治疗后延迟增强图像中可看到什么异常信号？
3. 异常信号有何意义？
4. 肥厚型心肌病患者，接受了最低程度的介入性治疗。这种治疗是什么？

病例 94

治疗后的肥厚型心肌病

1. 室间隔的低灌注。
2. 显著强化。
3. 提示心肌梗死。
4. 乙醇室间隔分离术。

参考文献

Amano Y, Takayama M, Amano M, Kumazaki T. MRI of cardiac morphology and function after percutaneous transluminal septal myocardial ablation for hypertrophic obstructive cardiomyopathy. *AJR Am J Roentgenol* 182:523-527, 2004.

相关参考文献

Cardiac Imaging: THE REQUISITES, 2nd edition, pp 100-102, 272-275.

点 评

乙醇室间隔分离术用于治疗室间隔不对称性肥厚型心肌病，近年来已经发展起来，并成为肥厚型心肌病最常见的治疗方法。由于进行了分离术，MRI提示室间隔梗死和低灌注。

（汤建中译　郭庆乐校）

病例 95

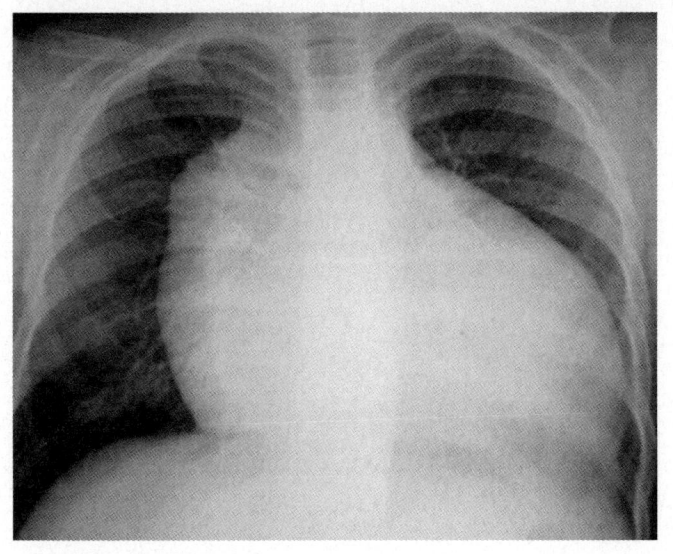
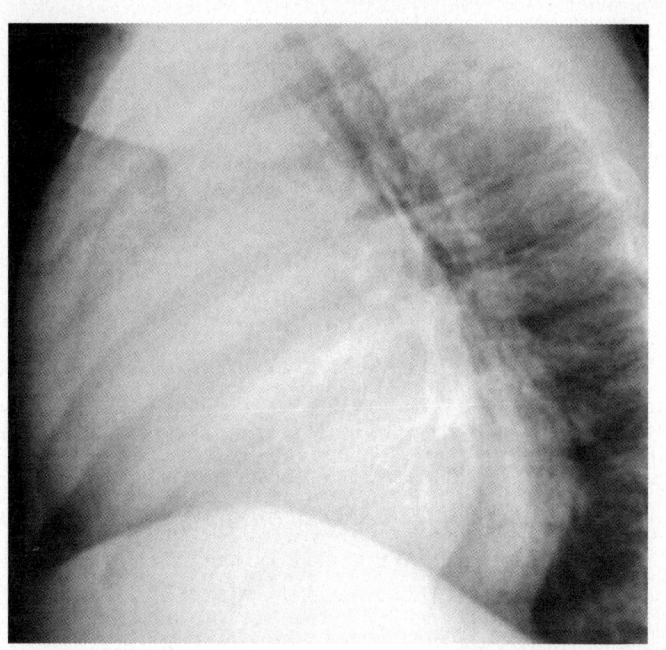

1. 有何异常表现？
2. 患者会出现发绀吗？
3. 患儿4岁，最可能的诊断是什么？
4. 鉴别诊断有哪些？

答 案

病例 95

埃伯斯坦畸形

1. 肺血减少，心肌肥厚。
2. 是的，肺血流减少了。
3. 埃伯斯坦畸形。
4. 致命性的肺动脉狭窄、不伴室间隔受损的肺动脉闭锁、限制性室间隔缺损伴三尖瓣闭锁。

参考文献

Higgins CB. Radiography of congenital heart disease. In Webb WR, Higgins CB, editors: *Thoracic imaging: pulmonary and cardiovascular radiology*. Philadelphia, 2005, Lippincott Williams & Wilkins, pp 679-706.

相关参考文献

Cardiac Imaging: THE REQUISITES, 2nd edition, pp 198-200.

点 评

埃伯斯坦畸形的特点为三尖瓣异常：室间隔和三尖瓣后叶移位，导致三尖瓣反流。右心室的一部分在功能上与心房混合，称之为"右心室的心房化"，尽管心室心房化的部分在心室收缩期也收缩。

三尖瓣反流引起显著的右心室和右心房扩大。三尖瓣反流与房间隔缺损同时存在，会导致右向左分流。因此，肺血减少，出现发绀。

病例 96

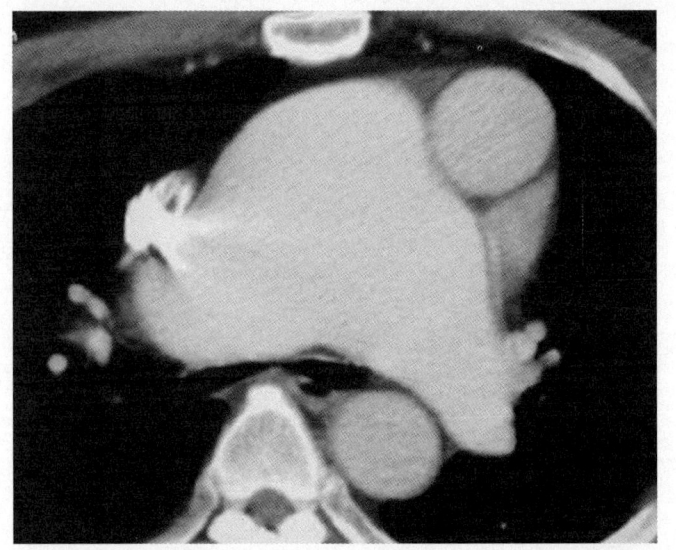
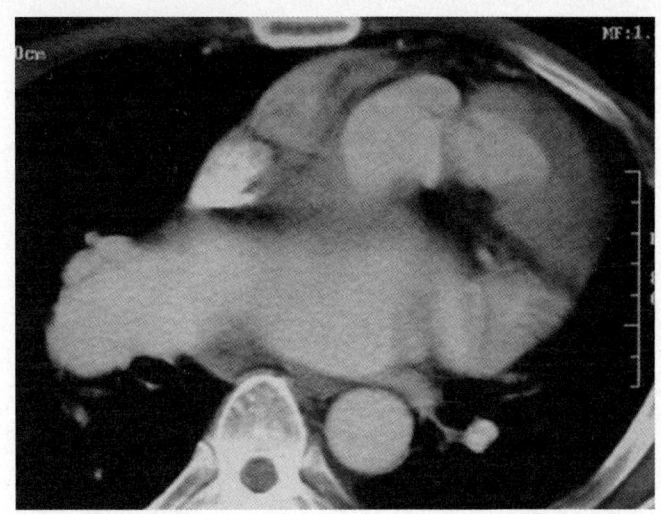
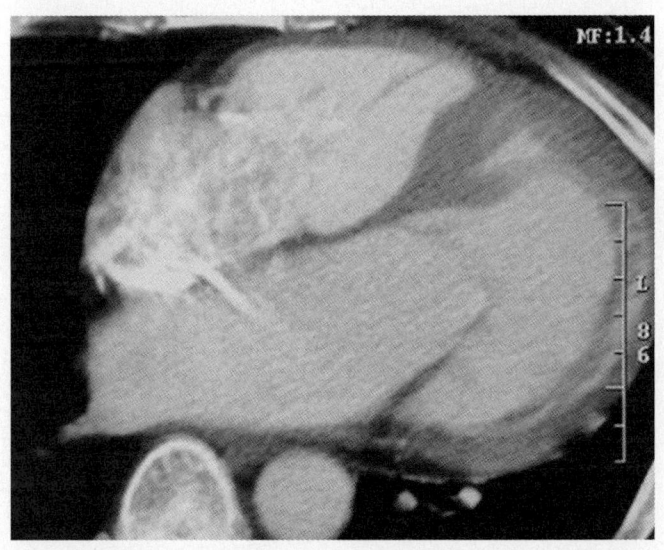

1. 升主动脉与主肺动脉的关系是怎样的?
2. 右心室的 4 个特征性表现是什么?
3. 主动脉由哪个心室发出?
4. 最可能的诊断是什么?

病例 96

先天性校正型大动脉转位

1. 主动脉位于主肺动脉左侧略前方。
2. 右心室有一个肌性圆锥，一个节制索，一个粗大的肌小梁附着点以及流入道、流出道瓣膜分离。
3. 右心室。
4. 先天性校正型大动脉转位。

参考文献

Hoeffel JC. Congenitally corrected transposition of the great arteries (L-TGA) with situs inversus totalis in adulthood: findings with magnetic resonance imaging. *Magn Reson Imaging* 19:762, 2001.

相关参考文献

Cardiac Imaging: THE REQUISITES, 2nd edition, pp 298-301.

点评

CT扫描显示升主动脉位于肺动脉干左侧略前方，主动脉从有肌性圆锥和节制索的心室发出（在该患者，右心室位于心脏的左侧），右心房接受下腔静脉血流（未显示）并与左心室相连，左心房与右心室相连。这些征象符合先天性校正型大动脉转位。注意，该患者也显示出肺动脉扩张。

在先天性校正型大动脉转位，血液流向正确的方向，如果无其他的异常存在，患者可能无症状。然而，90%以上的患者会以联合畸形为主要临床表现。相关异常包括：埃伯斯坦畸形、室间隔缺损和肺动脉瓣上狭窄。在婴幼儿患者通常也会有症状。

病例 97

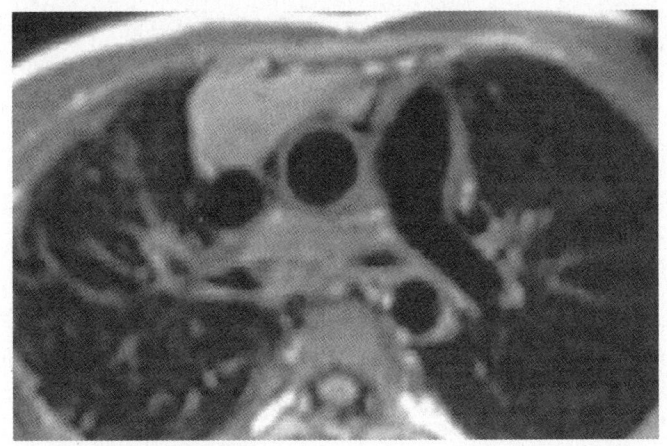
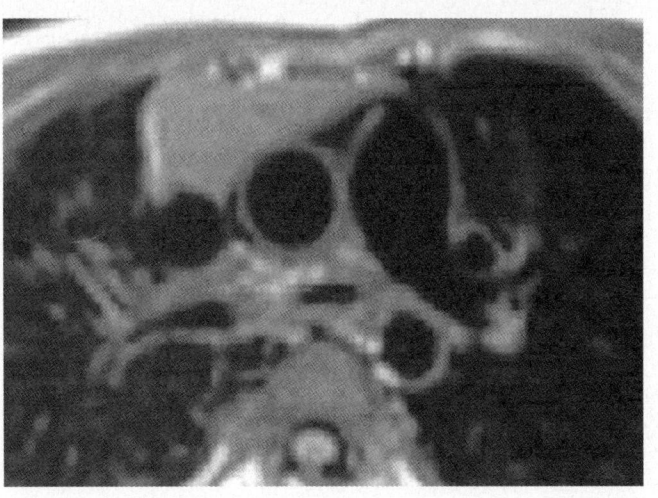

轴位自旋回波 MR 成像

1. 缺少哪个结构?
2. 异常位于主动脉弓同侧还是对侧?
3. 患侧肺组织如何接受血流?
4. 患侧肺组织通常会发育不全吗?

病例 98

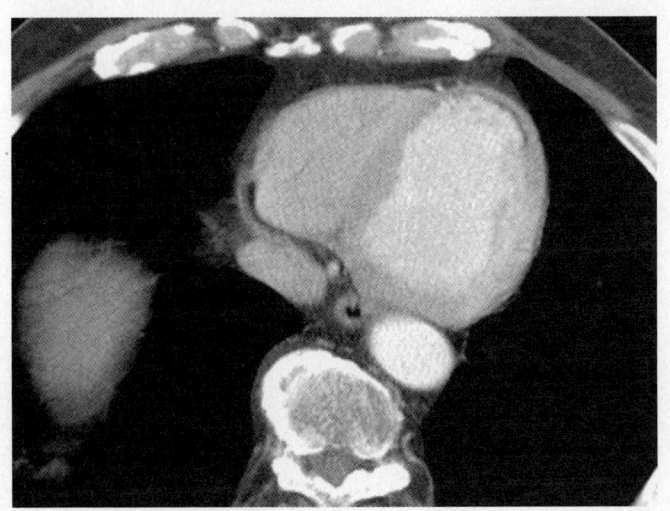

1. 左心室尖部有何异常?
2. 这些异常的病因是什么?
3. 预计会有怎样的室壁运动异常?
4. 评价心肌活力需要做哪些检查?

病例 97

右肺动脉缺如

1. 右肺动脉近端。
2. 对侧。
3. 通过体-肺循环间的侧支动脉。
4. 是。

参考文献

Hernandez RJ. Magnetic resonance imaging of mediastinal vessels. *Magn Reson Imaging Clin N Am* 10:237-251, 2002.

Zylak CJ, Eyler WR, Spizarny DL, Stone CH. Developmental lung anomalies in the adult: radiologic-pathologic correlation. *Radiographics* 22 (Special Issue):S25-S43, 2002.

点 评

肺动脉近端中断或缺如是一种罕见的异常，发生于主动脉弓的对侧。虽然肺动脉的近端缺如，但是在肺门处仍可见发育不全的动脉。患侧肺组织通常发育不全，通过体循环-肺循环间侧支循环接受血流。由于右肺动脉在超声心动图、CT 或 MRI 上未显影而做出该诊断。

病例 98

心肌灌注缺损

1. 心室壁变薄和心内膜下低灌注。
2. 既往的心肌梗死。
3. 运动机能减退、运动不能或运动困难。
4. 延迟增强 MRI 或正电子发射体层摄影术（positron emission tomography, PET）。

参考文献

Pujadas S, Reddy GP, Lee JJ, Higgins CB. Magnetic resonance imaging in ischemic heart disease. *Semin Roentgenol* 38:320-329, 2003.

相关参考文献

Cardiac Imaging: THE REQUISITES, 2nd edition, pp 98-100.

点 评

心肌变薄通常是梗死引起的。心内膜下低灌注可反映缺血或组织梗死。CT 心肌灌注成像的应用研究工作做得相对较少。受损的区域收缩功能可能减弱。

延迟增强 MRI、PET 可评价心肌活性。如果存活的心肌位于功能异常区域，患者可能从再血管化的手术中受益，如球囊血管成形术或冠状动脉搭桥术。

（郭庆乐译　魏宝玲校）

病例 99

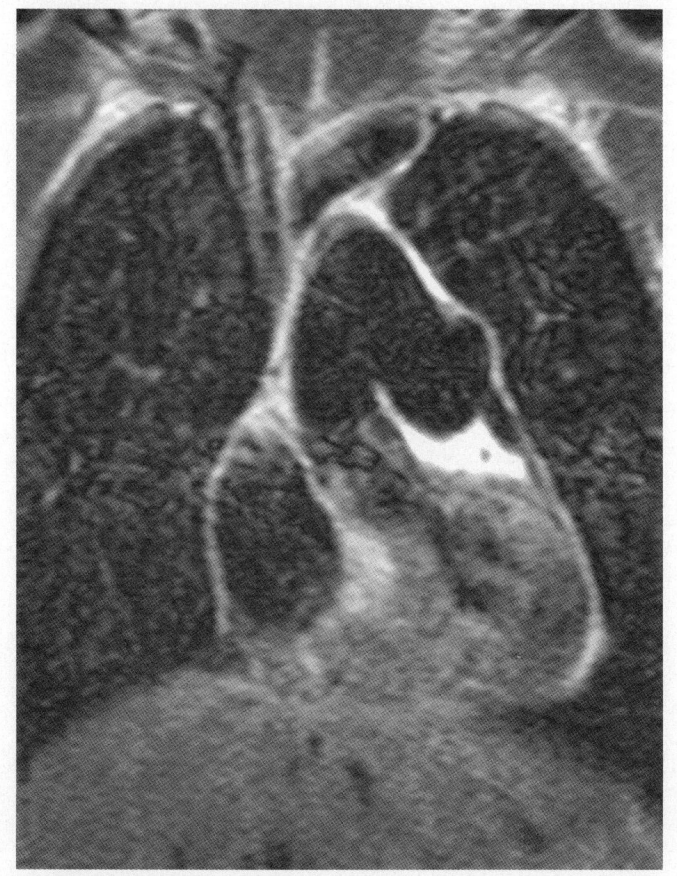

冠状位自旋回波 MR 成像

轴位自旋回波 MR 成像

1. 哪两个结构显示异常连接？
2. 该病变的名称是什么？
3. 在婴儿，你估计血流经过病变部位会流向哪个方向？
4. 速度编码电影 MR 显示该患者肺-体循环血流比率为 0.9~1，如何解释？

答案

病例 99

继发于主-肺动脉间隔缺损（窗型）的艾森门格综合征

1. 升主动脉和主肺动脉。
2. 主动脉-肺动脉间隔缺损。
3. 从左向右。
4. 反向分流，为肺动脉高压的结果。

参考文献

Wang ZJ, Reddy GP, Gotway MB, Yeh BM, Higgins CB. Cardiovascular shunts: MR imaging evaluation. *Radiographics* 23(Special Issue):S181-S194, 2003.

相关参考文献

Cardiac Imaging: THE REQUISITES, 2nd edition, pp 23-26.

点 评

主-肺动脉间隔缺损是一种罕见的异常。在升主动脉和主肺动脉之间有一个通道，在婴幼儿表现为从左向右的分流。长时间的分流可引起肺动脉高压，并导致逆向分流，称为艾森门格综合征。

速度编码电影MR可用于评估分流的方向和严重程度。

病例 100

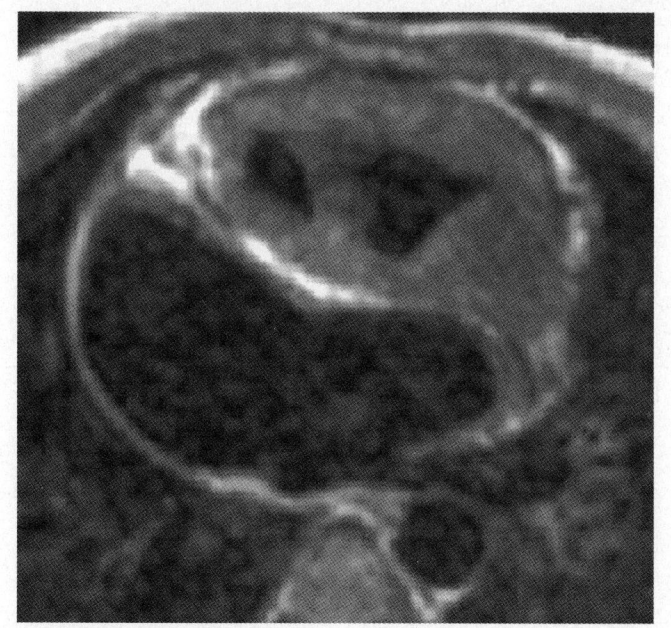 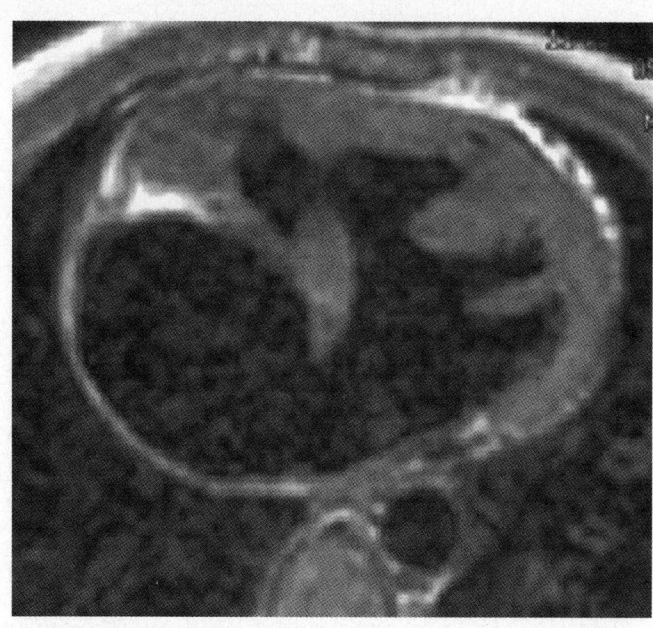

轴位自旋回波 MR 成像

1. 该患者哪几支大动脉从肌性圆锥发出？
2. 诊断是什么？
3. 有何其他异常表现？
4. 你认为该患者会发绀吗？

答案

病例 100

右心室双出口

1. 主动脉和肺动脉。
2. 右心室双出口，位于动脉基底部的肌性圆锥提示与右心室相连。
3. 共用的心房和巨大室间隔缺损。
4. 是的。

参考文献

Reddy GP, Higgins CB. Magnetic resonance imaging of congenital heart disease: evaluation of morphology and function. *Semin Roentgenol* 38:342-351, 2003.

相关参考文献

Cardiac Imaging: THE REQUISITES, 2nd edition, pp 305-309.

点评

右心室双出口是一种罕见的混合病变，可引起血液分流和发绀。确认了两支大动脉起自于肌性圆锥即可认定其起源于右心室，从而做出诊断。房间隔和室间隔缺损通常与本病共存。

MRI可以很容易显示病理解剖，因此成为诊断右心室双出口理想的影像学方法。

病例 101

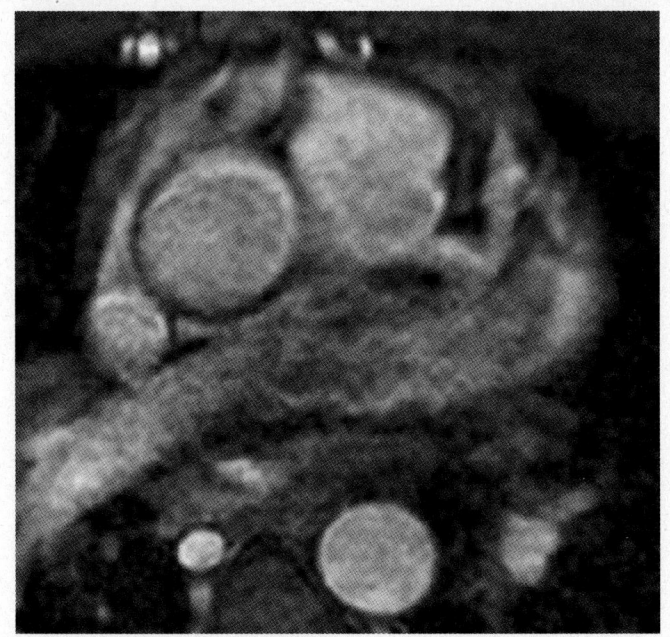

轴位梯度回波电影 MR 影像

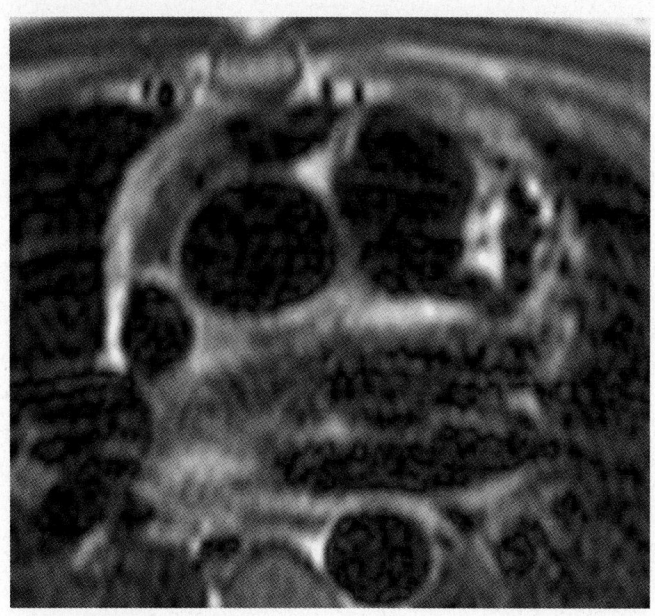

轴位自旋回波 MR 成像

1. 图中显示了何种冠状动脉异常？
2. 患者通常有哪些症状？
3. 左冠状动脉的血流方向是怎样的？
4. 患者缺血的原因是什么？

病例 101

起自肺动脉的异常左冠状动脉

1. 起自肺动脉的异常左冠状动脉。
2. 发育迟缓和喂奶时高调啼哭。
3. 流向肺动脉，也就是说反向流动。
4. 冠脉盗血现象。

参考文献

Bruder O, Sabin GV, Barkhausen J. Magnetic resonance imaging of anomalous origin of the left coronary artery from the pulmonary artery (Bland-White-Garland syndrome). *Heart* 91:656, 2005.

相关参考文献

Cardiac Imaging : THE REQUISITES, 2nd edition, p 223.

点 评

　　起自肺动脉的异常左侧冠状动脉是一种罕见的病变，通常发生于幼儿早期，表现为发育迟缓和喂奶时高调啼哭。为了代偿局部缺血，左、右冠脉树间生成了侧支血管。因为肺循环压力低，血液从冠状动脉分流入肺动脉，即所谓的冠脉盗血现象。大多数未经治疗的患者在最初的几年里会发生局部缺血和心肌梗死，并发展为缺血性心肌病。因此，早期外科手术治疗是必不可少的。

　　超声心动图通常能确诊。但有时可能必须行冠状动脉造影、MRI 或 CT 来确定病变的类型。

病例 102

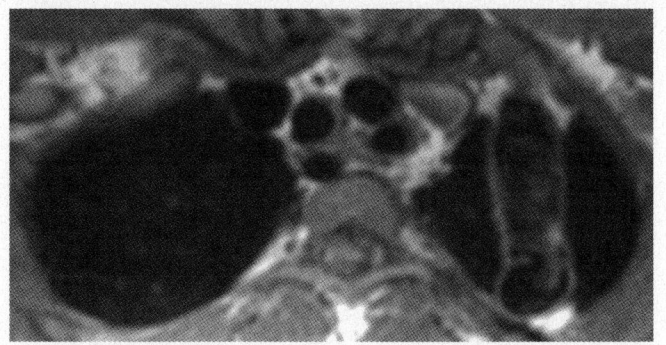
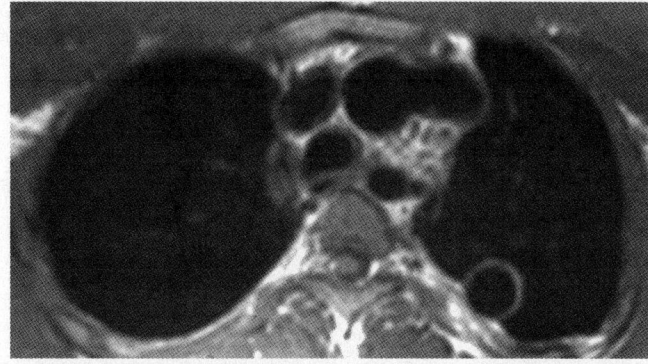
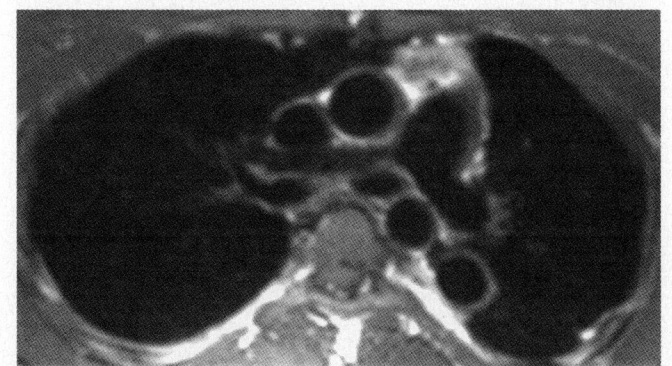
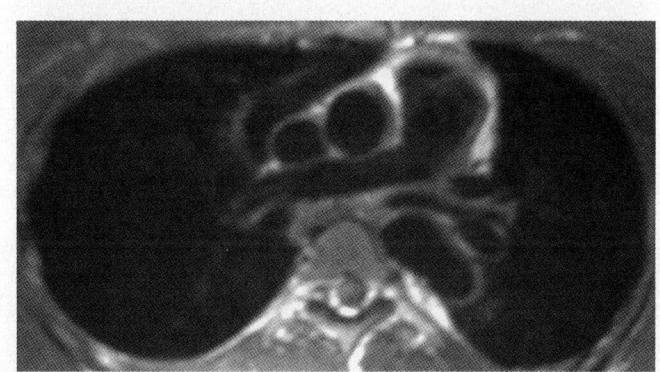

轴位自旋回波 MR 成像

1. 实施何种外科治疗？
2. 初始病变是什么？
3. 初始病变中，肢端血管怎样获得血流？
4. 肢端动脉血氧饱和度正常吗？

病例 102

主动脉弓离断搭桥术

1. 在升主动脉和降主动脉间搭桥。
2. 主动脉弓离断。
3. 通过未闭的动脉导管。
4. 不正常，是减少的。

参考文献

Akdemir R, Ozhan H, Erbilen E, Yazici M, Gunduz H, Uyan C. Isolated interrupted aortic arch: a case report and review of the literature. *Int J Cardiovasc Imaging* 20:389-392, 2004.

相关参考文献

Cardiac Imaging: THE REQUISITES, 2nd edition, pp 420-425.

点 评

主动脉弓离断有3种形式。A型：离断处位于左侧锁骨下动脉起始部；B型：接近左侧锁骨下动脉处；C型：在头臂干和左侧颈总动脉之间。降主动脉通过未闭的动脉导管接受来自肺循环的血流，因此腹部动脉及肢端动脉的血氧饱和度减低。应用前列腺素维持动脉导管开放是非常关键的。通常在婴儿期施行外科搭桥手术。

病例 103

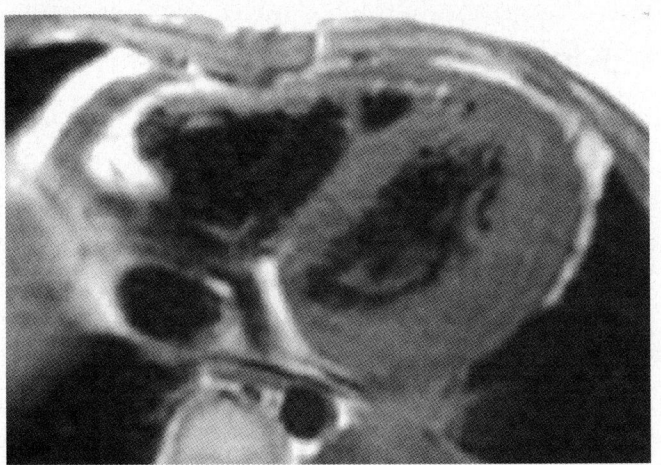
轴位自旋回波 MR 成像

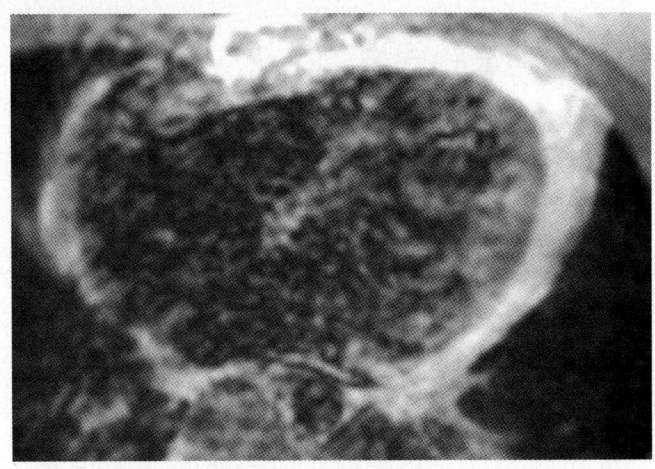
轴位自旋回波脂肪饱和增强 MR 成像

1. 心包有哪些异常表现？
2. 什么结构增强最显著？
3. 如果患者有缩窄，诊断是什么？
4. 如何治疗？

病例 104

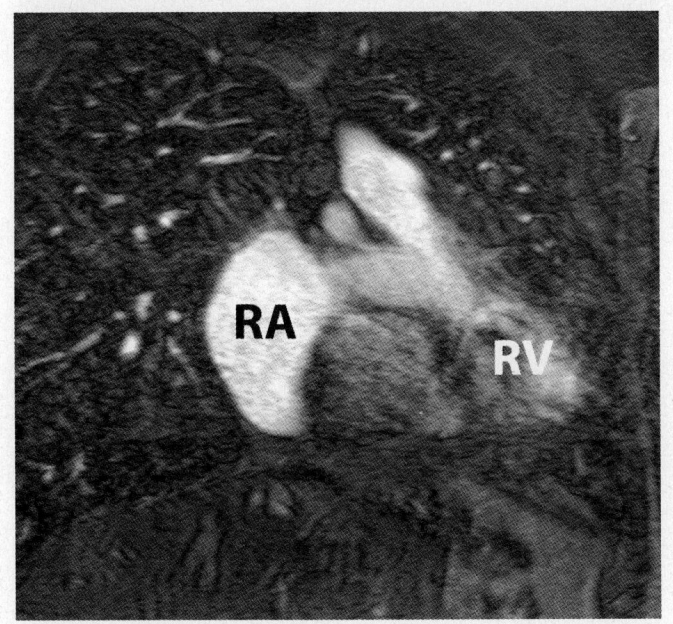
冠状位钆增强 MR 血管成像

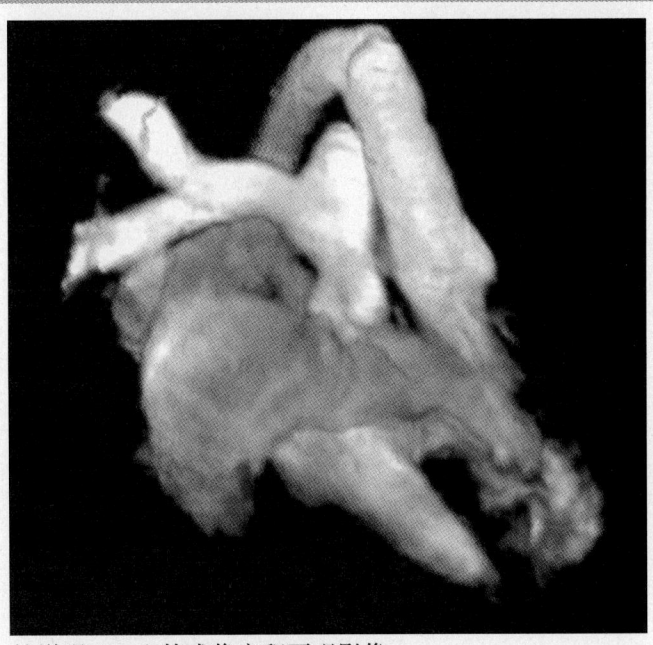
钆增强 MR 血管成像容积再现影像

1. 哪支大动脉源起于右心室？
2. 房室的连接是否正常？
3. 右心室位于心脏的左侧，还是右侧？
4. 诊断是什么？

病例 103

炎性缩窄性心包炎

1. 显著的增厚和强化。
2. 心包膜。
3. 炎性缩窄性心包炎。
4. 心包剥离。

参考文献

Wang ZJ, Reddy GP, Gotway MB, Yeh BM, Hetts SW, Higgins CB. CT and MR imaging of pericardial disease. *Radiographics* 23(Special Issue)S167-S180, 2003.

相关参考文献

Cardiac Imaging: THE REQUISITES, 2nd edition, pp 253-256.

点评

该患儿曾行房间隔缺损修补术，影像学表现为显著的心包增厚和强化。由于存在缩窄性/限制性的病理基础，故诊断为炎性缩窄性心包炎。如果无心包缩窄，则应诊断为急性心包炎。

缩窄性心包炎无论是急性还是慢性，治疗上均采取心包剥离。

病例 104

十字交叉心脏

1. 主动脉。
2. 正常。右心房与右心室相连。
3. 左侧。
4. 十字交叉心。

参考文献

Nielsen JC, Parness IA. Anatomy of a criss-cross heart. *Circulation* 106:E41, 2002.

Araoz PA, Reddy GP, Thomson PD, Higgins CB. Images in cardiovascular medicine. Magnetic resonance angiography of criss-cross heart. *Circulation* 105:537-538, 2002.

点评

十字交叉心是一种心室调换位置的罕见异常，称为L-球心室袢。心房与心室连接正常，右房连接右室，左房连接左室。房室的正常连接与心室错位的L袢使房室间流入道延长。血管成像显示了具特征性的彼此交错的通道。左图显示了右房与右室间的通道。

该患者同时存在大动脉转位。

病例 105

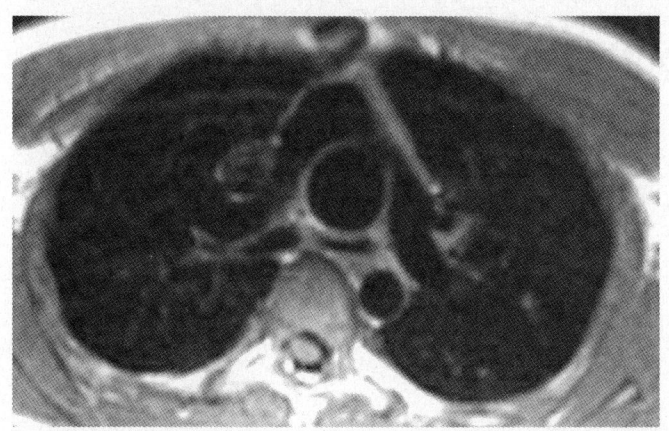

轴位自旋回波 MR 成像

1. 实施了何种手术？
2. 初始病变是什么？
3. 发生了什么并发症？
4. 如何治疗？

病例 106

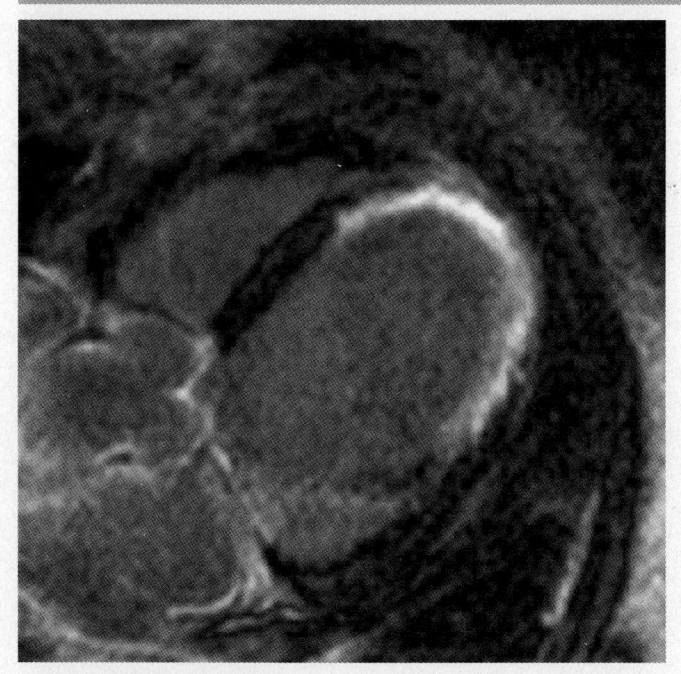

长轴延迟增强 MR 成像

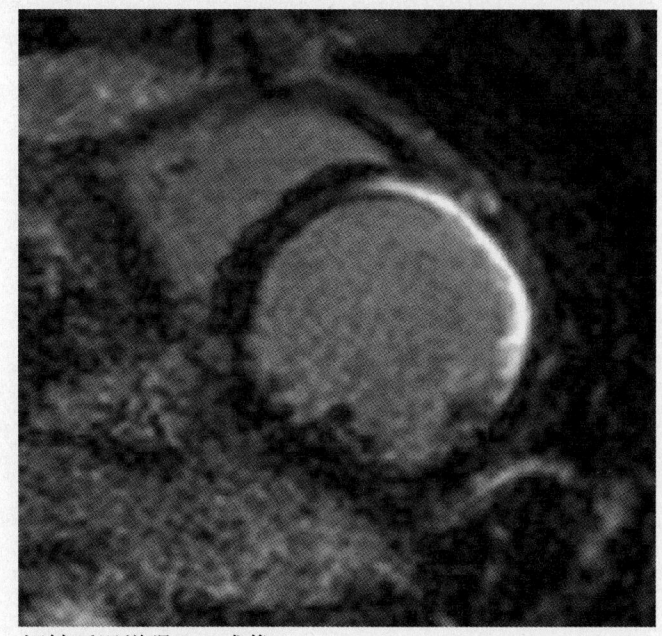

短轴延迟增强 MR 成像

1. 图中表现的是什么类型的序列影像？
2. 有什么异常表现？
3. 异常强度信号的意义是什么？
4. 对于这种类型的影像，与 PET 相比，MRI 的优势是什么？

171

病例 105

大动脉转位动脉复位术合并肺动脉受压

1. 动脉复位术。
2. 大动脉转位。
3. 左肺动脉近端狭窄。
4. 必须再次手术。

参考文献

Blakenberg F, Rhee J, Hardy C, Helton G, Higgins SS, Higgins CB. MRI vs echocardiography in the evaluation of the Jatene procedure. *J Comput Assist Tomogr* 18:749-754, 1994.

相关参考文献

Cardiac Imaging : THE REQUISITES, 2nd edition, p 305.

点 评

15 年来，外科一直采用动脉复位术修复大动脉转位。术中将肺动脉拉至升主动脉周围，手术并发症之一是继发于主动脉压迫的主肺动脉的狭窄。这种情况下可能需要再次手术。

病例 106

无活性心肌

1. 延迟增强 MRI。
2. 左室壁的明显增强。
3. 它提示无活性心肌。
4. MRI 良好的空间分辨率可将局限于心内膜下部的无功能区域与透壁梗死的无活性心肌区分开来。

参考文献

Pujadas S, Reddy GP, Lee JJ, Higgins CB. Magnetic resonance imaging in ischemic heart disease. *Semin Roentgenol* 38:320-329, 2003.

相关参考文献

Cardiac Imaging : THE REQUISITES, 2nd edition, p 100.

点 评

MR 影像显示了左室心尖部及部分侧壁和室间隔的强化，这些区域是无活性的。

MR 活性成像是于静脉注射含钆螯合物造影剂后 7~10 分钟进行扫描。注射造影剂后心肌短时强化，但造影剂可迅速通过有活性区域。延迟成像中只有无活性心肌会强化。

对于左室有功能损害区的患者而言，心肌活性检测对制订治疗方案非常重要。血管重建，例如球囊血管再通术及冠状动脉搭桥术，可提高功能低下但有活性的心肌的收缩力。而血管重建并不会给无活性心肌带来益处。

如果无活性心肌小于心肌厚度的 50%，如局限在心内膜下的区域，血管重建将是有益的。MRI 可很好区分无活性区是否超过心肌壁厚度的 50%，在活性检测上优于 PET。

（乔建民译 郑宝霞校）

A

Acute traumatic aortic injury (ATAI) 急性创伤性主动脉损伤（ATAI） 35-36
    pseudoaneurysm due to 导致的假性动脉瘤 54
Aneurysm 动脉瘤
    aortic 主动脉
        ascending 升 17-18
        pseudo- 假性 -
            mycotic 霉菌性 99-100
            secondary to penetrating ulcer 继发于穿透性溃疡 123-124
            traumatic 创伤性的 53-54
        ruptured 破裂 25-26
    of aortic arch 主动脉弓 73-74
    of coronary artery bypass graft 冠状动脉搭桥 81-82
    of sinus of Valsalva 主动脉窦 91-92
    ventricular 心室的
        left 左侧
            calcified 钙化的 117-118
            false 假性的 59-60
            true 真性的 29-30
                large 巨大的 63-64
        right, arrhythmogenic right ventricular dysplasia with 右侧，致心律失常型右室发育不良 147-148
Angiosarcoma, cardiac 血管肉瘤，心脏的 49-50
Annuloaortic ectasia 主动脉环扩张 17-18
    in Marfan syndrome 见于马方综合征 14
Anomalous left coronary artery 异常左冠状动脉 125-126
    arising from pulmonary artery 源自肺动脉 165-166
Aorta 主动脉
    coarctation of 缩窄性的 10-11
        with collateral flow measurements 侧支血流测定 145-146
        long-segment 长节段性 109-110
        pseudo- 假性的 - 69-70
    overriding 骑跨 61-62
Aortic aneurysm 主动脉瘤
    ascending 升的 17-18
    pseudo- 假性 -
        mycotic 霉菌性 99-100
        secondary to penetrating ulcer 继发于穿透性溃疡 123-124
        traumatic 创伤性的 53-54
    ruptured 破裂 25-26
Aortic arch 主动脉弓
    aneurysm 动脉瘤 73-74
    cervical 颈的 133-134
    double 双侧的 95-96
    interrupted, after bypass surgery 离断，搭桥术后 167-168
    left, with aberrant right subclavian artery 左位，迷走右锁骨下动脉 23-24
    right 右侧
        with aberrant left subclavian artery 迷走左锁骨下动脉 39-40
        mirror-image 镜像 103-104
Aortic dissection 主动脉夹层
    Stanford type A 斯坦福 A 型 25-26
        with pericardial hemorrhage 伴有心包出血 43-44
    Stanford type B 斯坦福 B 型 13-14
Aortic injury, acute traumatic 主动脉损伤，急性创伤 35-36
    pseudoaneurysm due to 导致假性动脉瘤 54
Aortic pseudoaneurysm 主动脉假性动脉瘤
    mycotic 霉菌性 99-100
    secondary to penetrating ulcer 继发于穿透性溃疡 123-124
    traumatic 创伤性的 53-54
Aortic regurgitation, in Marfan syndrome 主动脉返流，马方综合征 13-14
Aortic stenosis 主动脉狭窄 19-20
Aortic ulcer 主动脉溃疡 25-26
    penetrating 穿透性 115-116
    pseudoaneurysm secondary to 继发性假性动脉瘤 123-124
Aortic valve 主动脉瓣
    bicuspid 二叶瓣 19-20
    infective endocarditis of 感染性心内膜炎 59-60
Aorticopulmonary window 主 - 肺动脉窗 161-162
Arrhythmogenic right ventricular dysplasia 致心律失常性右室发育不良 89-90
    with right ventricular aneurysm 伴有右心室室壁瘤 147-148
Arterial switch procedure, for transposition of the great arteries, with pulmonary artery compression 动脉复位术，用于大动脉转位，伴有肺动脉受压 171-172
Arteritis, Takayasu 高安动脉炎 75-76
    with long-segment coarctation of aorta 伴有长节段主动脉缩窄 109-110
Ascending aorta, aneurysm of 升主动脉，动脉瘤 17-18
ATAI(acute traumatic aortic injury) ATAI（急性创伤性主动脉损伤）35-36
    pseudoaneurysm due to 导致假性动脉瘤 54
Atherosclerosis 动脉粥样硬化 37-38
Atrial septal defect (ASD) 房间隔缺损（ASD）5-6
    with double-outlet right ventricle 伴右心室双出口 163-164
    Eisenmenger syndrome with 艾森门格综合征 57-58
    sinus venosus 窦静脉 6，97

Atrialization, of right ventricle 右室心房化 156
Atrioventricular septal defect 房室间隔缺损 6
Autograft 自体移植 28
Azygous continuation, interruption of inferior vena cava with 奇静脉连接，下腔静脉离断 139-140

B

Barotrauma, pneumopericardium due to 气压伤，致心包积气 85-86
"Bat wing" pattern "蝴蝶"征 11-12
Bicuspid aortic valve 二叶主动脉瓣 19-20
Bioprosthesis 生物假体 28
Bridging vein 桥静脉 55-56
Bypass surgery, interrupted aortic arch after 搭桥手术，主动脉弓离断 167-168

C

Calcific pericarditis 钙化性心包炎 31-32
Calcification 钙化
    coronary artery 冠状动脉 41-42
    mitral annular 二尖瓣瓣环 37-38
Calcified left ventricular aneurysm 钙化性左心室室壁瘤 117-118
Cardiac angiosarcoma 心脏血管肉瘤 49-50
Cardiac fibroma 心脏纤维瘤 141-142
Cardiac hemangioma 心脏血管瘤 151-152
Cardiac lymphoma 心脏淋巴瘤 81-82
Cardiac neoplasms 心脏肿物
    vs. left atrial thrombus vs 左心房血栓 40
    vs. left ventricular thrombus vs 左心室血栓 20
Cardiomyopathy 心肌病
    dilated 扩张型 87-88
    hypertrophic 肥厚型 93-94
        after treatment 治疗后 153-154
    restrictive, vs. constrictive pericarditis 限制性，vs 缩窄性心包炎 32, 82
Cardiovascular shunt, Eisenmenger syndrome secondary to 心血管分流，艾森门格综合征 161-162
"Cephalization" "头部优势发育" 12
Cervical aortic arch 颈部主动脉弓 133-134
Coarctation of the aorta 主动脉缩窄 10-11
    with collateral flow measurements 侧支血流测定 145-146
    long-segment 长节段的 109-110
    pseudo- 假性- 69-70
Collateral flow measurements, coarctation of the aorta with 侧支血流测定，主动脉缩窄 145-146

Complete transposition of the great arteries 完全性大动脉转位 113-114
Congenital pulmonary valve stenosis 先天性肺动脉瓣狭窄 71-72
Congenitally corrected transposition of the great arteries 先天性校正型大动脉转位 157-158
Congestive heart failure 充血性心力衰竭 11-12
Constrictive pericarditis 缩窄性心包炎 32, 83-84
    effusive 渗出性 147-148
    inflammatory 炎性 169-170
Coronary artery 冠状动脉
    anomalous left 异常左冠状动脉 125-126
        arising from pulmonary artery 起自肺动脉 165-166
    anomalous right 异常右冠状动脉畸形 111-112
Coronary artery bypass graft, aneurysm of 冠状动脉搭桥，动脉瘤的 81-82
Coronary artery calcification 冠状动脉钙化 41-42
Coronary artery stenosis 冠状动脉狭窄 101-102
Criss-cross heart 十字交叉心脏 169-170
Cyst, pericardial 心包囊肿 45-46, 117-118

D

Dextrocardia, situs inversus with 右位心，伴内脏转位 97-98
Dilated cardiomyopathy 扩张型心肌病 87-88
Diverticulum of Kommerell Kommerell 憩室 24, 40
Double aortic arch 双主动脉弓 95-96
Double-outlet right ventricle 右心室双出口 163-164
Doubly committed subarterial defect 双重动脉下缺损 129-130
"Draped aorta" sign "主动脉淹没"征 25-26
Ductus arteriosus, patent 动脉导管未闭 87-88
    after bypass surgery 搭桥术后 167-168

E

Ebstein anomaly 埃伯斯坦畸形 155-156
    tricuspid regurgitation due to 致三尖瓣返流 50, 156
Effusive constrictive pericarditis 渗出性缩窄性心包炎 147-148
Eisenmenger syndrome 艾森门格综合征
    with atrial septal defect 伴房间隔缺损 57-58
    secondary to cardiovascular shunt 继发心血管分流 161-162
Endocardial cushion defect 心内膜垫缺损 6
Endocarditis, infective, of aortic valve 心内膜，感染性，主动脉瓣的 59-60
Esophagopericardial fistula 食管心包瘘 86
    hydropneumopericardium due to 导致心包积液积气 135-136
Ethanol septal ablation, for hypertrophic cardiomyopathy 乙醇室

间隔分离术，肥厚型心肌病 153-154

F

"Fat pad" sign "脂肪垫"征 8
Fibroma, cardiac 心脏纤维瘤 141-142
"Figure 3" sign "3字"征 9-10
Fistula, esophagopericardial 瘘，食管心包 86
    hydropneumopericardium due to 导致心包积液积气 135-136
Flow measurements 流量测定
    collateral, coarctation of the aorta with 侧支，伴主动脉缩窄 145-146
    ventricular septal defect with 伴室间隔缺损 141-142
Fontan shunt 方丹分流术 131-132

G

Great arteries, transposition of arterial switch procedure for, with pulmonary artery compression 大动脉，动脉转位复位术，伴肺动脉受压 171-172
    complete 完全 133-134
    congenitally corrected 先天性校正型 157-158
    with criss-cross heart 伴十字交叉心脏 169-170

H

HCM (hypertrophic cardiomyopathy) HCM（肥厚型心肌病）93-94
    after treatment 治疗后 153-154
Heart valves, prosthetic 心脏瓣膜置换 27-28
Hemangioma, cardiac 心脏血管瘤 151-152
Hematoma 血肿
    due to acute traumatic aortic injury 由于急性创伤性主动脉损伤 36
    with Fontan shunt 伴方丹分流术 131-132
    intramural 壁内的
        Stanford type A 斯坦福A型 105-106
        Stanford type B 斯坦福B型 85-86
    pericardial 心包的 105-106
    due to ruptured aortic aneurysm 由于主动脉瘤破裂 25-26
Hemorrhage, pericardial, Stanford type A aortic dissection with 出血，心包，斯坦福A型主动脉夹层 43-44
Heterograft 异体移植 28
Homograft 自体移植 28
Hydropneumopericardium 心包积液积气 135-136
Hypertrophic cardiomyopathy (HCM) 肥厚型心肌病（HCM）93-94
    after treatment 治疗后 153-154
Hypogenetic lung syndrome 肺发育不全综合征 119-120

Hypoplastic left heart syndrome 左心发育不全综合征 131-132

I

Immotile cilia syndrome, situs inversus and 纤毛无运动综合征，和内脏转位 98
Infection, periaortic, in aortic valve infective endocarditis 感染，主动脉周围，主动脉瓣感染性心内膜炎 59-60
Infective endocarditis, of aortic valve 感染性心内膜炎，主动脉瓣的 59-60
Inferior vena cava, interruption of, with azygous continuation 下腔静脉，离断，伴奇静脉扩张 139-140
Inflammatory constrictive pericarditis 炎性缩窄性心包炎 169-170
Interatrial septum, lipomatous hypertrophy of 房间隔，脂肪瘤样肥厚 101-102
Interrupted aortic arch, after bypass surgery 主动脉弓离断，搭桥术后 167-168
Interruption of inferior vena cava, with azygous continuation 下腔静脉离断，伴奇静脉扩张 139-140
Intramural hematoma 壁内血肿
    Stanford type A 斯坦福A型 105-106
    Stanford type B 斯坦福B型 85-86

J

Jatene procedure, for transposition of the great arteries, with pulmonary artery compression Jatene术，大动脉转位，伴肺动脉受压 171-172

K

Kartagener syndrome, situs inversus and 卡塔格内综合征，和内脏转位 98
Kerley B lines 克氏B线 11-12

L

L-bulboventricular loop L-球心室袢 169-170
Left aortic arch, with aberrant right subclavian artery 左位主动脉弓，伴迷走右锁骨下动脉 23-24
Left atrial myxoma 左心房黏液瘤 65-66
Left atrial thrombus 左心房血栓 39-40
Left coronary artery, anomalous 异常左冠状动脉 125-126
    arising from pulmonary artery 源自肺动脉 165-166
Left subclavian artery, aberrant, right aortic arch with 左侧锁骨下动脉，迷走，伴右位主动脉弓 39-40
Left ventrecular aneurysm 左心室室壁瘤 29-30
    calcified 钙化 117-118
    false 假性的 59-60

true 真性的 29-30
large 巨大的 63-64
Left ventricular failure, due to dilated cardiomyopathy 左心室衰竭，由于扩张型心肌病 88
Left ventricular thrombus 左心室血栓 19-20
Left-to-right shunt 左-右分流
　in aorticopulmonary window 位于主-肺动脉窗 161-162
　in atrial septal defect 由于房间隔缺损 5-6，57-58
　in ventricular septal defect 由于室间隔缺损 16
　　with flow measurements 应用流量测定 141-142
　　supracristal 嵴上型 129-130
Lipoma, pericardial 脂肪瘤，心包 115-116
Lipomatous hypertrophy, of interatrial septum 脂肪瘤样肥大，位于房间隔 101-102
Lymphoma 淋巴瘤
　cardiac 心脏的 81-82
　pericardial 心包的 107-108

M

Malignant neoplasm, pneumopericardium due to 恶性肿瘤，心包积气原因 85-86
Marfan syndrome 马方综合征
　aortic regurgitation in 主动脉返流 13-14
　mitral valve prolapse due to 导致二尖瓣脱垂 91-92
Metastasis, pericardial 转移，心包的 89-90
Mirror-image right aortic arch 镜像右位主动脉弓 103-104
Mitral annular calcification 二尖瓣环钙化 37-38
Mitral regurgitation 二尖瓣返流 3-4
Mitral stenosis 二尖瓣狭窄 33-34
Mitral valve prolapse 二尖瓣脱垂 91-92
Mycotic pseudoaneurysm 霉菌性假性动脉瘤 99-100
Myocardial perfusion defect 心肌灌注缺损 159-160
Myocardium, nonviable 心肌，无活性 171-172
Myxoma, left atrial 黏液瘤，左房 65-66

N

Neoplasms 新生物
　vs. left atrial thrombus vs 左心房血栓 40
　vs. left ventricular thrombus vs 左心室血栓 20
Nonviable myocardium 无活性心肌 171-172

O

Ostium primum atrial septal defect 原发孔型房间隔缺损 6
Ostium secundum atrial defect 继发孔型房间隔缺损 6
Overriding aorta 主动脉骑跨 61-62

P

Pacemaker, with persistent left superior vena cava 起搏器，伴永存左上腔静脉 77-78
Papillary muscle rupture 乳头肌断裂 3-4
Partial anomalous pulmonary venous connection (PAPVC) 部分性肺静脉异位引流（PAPVC） 6, 97-98
Patent ductus arteriosus 动脉导管未闭 87-88
　after bypass surgery 搭桥术后 167-168
Pectus excavatum 漏斗胸 21-22
Penetrating aortic ulcer 穿透性主动脉溃疡 115-116
　pseudoaneurysm secondary to 继发假性动脉瘤 123-124
Periaortic infection, in aortic valve infective endocarditis 主动脉周围炎，主动脉瓣感染性心内膜炎 59-60
Pericardial cyst 心包囊肿 45-46，117-118
Pericardial effusion 心包渗出 7-8
Pericardial hematoma 心包血肿 105-106
Pericardial hemorrhage, Stanford type A aortic dissection with 心包出血，伴斯坦福 A 型主动脉夹层 43-44
Pericardial lipoma 心包脂肪瘤 115-116
Pericardial lymphoma 心包淋巴瘤 107-108
Pericardial metastasis 心包转移 89-90
Pericarditis 心包炎
　calcific 钙化 31-32
　constrictive 缩窄性 32, 83-84
　　effusive 渗出性 147-148
　　inflammatory 炎性 169-170
　tuberculous 结核性 32
Pericardium, partial congenital absence of 心包，部分先天性缺损 121-122
Persistent superior vena cava 永存上腔静脉 55-56
　left, with pacemaker 左侧，起搏器 77-78
Pneumopericardium 心包积气 85-86
Prosthetic heart valves 置换的心瓣膜 27-28
Pseudoaneurysm, aortic 假性动脉瘤，主动脉
　mycotic 霉菌性 99-100
　secondary to penetrating ulcer 继发于穿透性溃疡 123-124
　traumatic 创伤性 53-54
Pseudocoarctation of the aorta 假性主动脉缩窄 69-70
Pseudotruncus 假性动脉干 137-138
Pulmonary artery 肺动脉
　"absent" (proximal interruption of) right 右侧缺如（近端中断） 159-160
　anomalous left coronary artery arising from 起自肺动脉的异常左冠状动脉 165-166

Pulmonary artery compression, arterial switch procedure for transposition of the great arteries with 肺动脉受压，大动脉转位复位术 171-172

Pulmonary atresia, with ventricular septal defect 肺动脉闭锁，伴室间隔缺损 38, 137-138

Pulmonary edema 肺水肿 11-12

Pulmonary regurgitation, after repair of tetralogy of Fallot 肺动脉反流，法洛四联症矫正术后 143-144

Pulmonary sling 迷走左肺动脉 149-150

Pulmonary valve(s), tetralogy of Fallot with absent 肺动脉瓣，法洛四联症伴肺动脉瓣缺如 67-68

Pulmonary valve stenosis, congenital 肺动脉瓣狭窄，先天性 71-72

Pulmonary venous connection, anomalous 肺静脉异位引流
    partial 部分性 6, 97-98
    type III total 完全 III 型 93-94

Pulmonary vessels, enlarged 肺血管，扩张 11-12

Pulsus paradoxus 奇脉 7-8

R

Restrictive cardiomyopathy, vs. constrictive pericarditis 限制型心肌病，vs 缩窄性心包炎 32, 82

Rheumatic heart disease 风湿性心脏病
    mitral stenosis due to 二尖瓣狭窄原因 34
    prosthetic heart valves for 置换的心瓣膜 28

Rib notching 肋骨切迹 10-11

Right aortic arch 右位主动脉弓
    with aberrant right subclavian artery 伴迷走右锁骨下动脉 39-40
    mirror-image 镜像 103-104

Right coronary artery, anomalous 右冠状动脉，异常 111-112

Right pulmonary artery, "absent" (proximal interruption of) 右肺动脉，缺如（近端中断）159-160

Right subclavian artery, aberrant, left aortic arch with 右锁骨下动脉，迷走，伴左位主动脉弓 23-24

Right ventricle 右心室
    atrialization of 心房化 156
    double-outlet 双出口 163-164

Right ventricular aneurysm, arrhythmogenic right ventricular dysplasia with 右心室室壁瘤，伴致心律失常性右室发育不良 147-148

Right ventricular dysplasis, arrhythmogenic 右室发育不良，心律失常的 89-90
    with right ventricular aneurysm 伴右心室室壁瘤 147-148

Right-to-left shunt 右 - 左分流
    In Eisenmenger syndrome 见于艾森门格综合征 57-58, 161-162
    In tetralogy of Fallot 见于法洛四联症 38

Ruptured aortic aneurysm 主动脉瘤破裂 25-26

S

Scimitar syndrome 弯刀综合征 119-120

Shunt vascularity 血管分流
    in atrial septal defect 见于房间隔缺损 5-6
    in ventricular septal defect 见于室间隔缺损 15-16

Sinus of Valsalva aneurysm 主动脉窦瘤 91-92

Sinus venosus atrial septal defect 静脉窦型房间隔缺损 6, 97

Situs inversus, with dextrocardia 内脏转位，伴右位心 97-98

"Snowman heart" appearance "雪人心"表现 93-94

Stanford tupe A aortic dissection 斯坦福 A 型主动脉夹层 25-26
    with pericardial hemorrhage 伴心包出血 43-44

Stanford type A intramural hematoma 斯坦福 A 型壁内血肿 105-106

Stanford type B aortic dissection 斯坦福 B 型主动脉夹层 13-14

Stanford type B intramural hematoma 斯坦福 B 型壁内血肿 85-86

Subarterial defect, doubly committed 动脉下缺损，双型 129-130

Subclavian artery 锁骨下动脉
    aberrant left, right aortic arch with 左侧迷走，伴右位主动脉弓 39-40
    aberrant right, left aortic arch with 右侧迷走，伴左位主动脉弓 23-24

Superior vena cava, persitent 上腔静脉，永存 55-56
    left,with pacemaker 左侧，起搏器 77-78

Superior vena cava syndrome 上腔静脉综合征 51-52

Supracristal ventricular septal defect 嵴上型室间隔缺损 129-130

T

Takayasu arteritis 高安动脉炎 75-76
    with long-segment coarctation of aorta 伴长节段主动脉缩窄 109-110

Tetralogy of Fallot 法洛四联症 37-38
    with absent pulmonary valves 伴肺动脉瓣缺如 67-68
    mirror-image right aortic arch with 伴镜像右位主动脉弓 104
    on MRI MRI 表现 61-62
    pulmonary regurgitation after repair of 肺动脉反流矫正后 143-144

Thrombus 血栓
    left atrial 左心房 39-40

left ventricular 左心室 19-20
Total anomalous pulmonary venous connection, type III 完全性肺静脉异位引流，III 型 93-94
Transposition of the great arteries 大动脉转位
 arterial switch procedure for, with pulmonary artery compression 动脉复位术，伴肺动脉受压 171-172
 complete 完全性 113-114
 congenitally corrected 先天性校正型 157-158
 with criss-cross heart 伴十字交叉心脏 169-170
Traumatic aortic pseudoaneurysm 创伤性主动脉假性动脉瘤 53-54
Tricuspid regurgitation 三尖瓣反流 49-50,156
Truncus arteriosus 永存动脉干 79-80
 mirror-image right aortic arch with 伴镜像右位主动脉弓 104
 pseudo- 假性- 137-138
Tuberculous pericarditis 结核性心包炎 32
 effusive constrictive 渗出性缩窄性 147-148
"Tulip bulb" configuration "郁金香球"形 18

U

Ulcer, aortic 溃疡，主动脉 25-26
 penetrating 穿透性 115-116
 pseudoaneurysm secondary to 继发假性动脉瘤 123-124

V

Vasa vasorum 血管滋养血管 105-106
 rupture of 破裂 86
Vascular ring 血管环
 double aortic arch as 双主动脉弓 96
 pulmonary sling as 迷走左肺动脉 149-150
 right aortic arch with aberrant right subclavian artery as 右位主动脉弓伴迷走右锁骨下动脉 39-40
Vena cava 腔静脉
 inferior, interruption of, with azygous continuation 下腔静脉离断，伴奇静脉扩张 139-140
 persistent superior 永存上腔静脉 55-56
 left, with pacemaker 左侧，起搏器 77-78
Venolobar syndrome 静脉叶综合征 119-120
Ventricular aneurysm 室壁瘤
 left 左侧
 false 假性的 59-60
 true 真性的 29-30
 large 巨大的 63-64
 right, arrhythmogenic right ventricular dysplasia with 右侧，致心律失常性右室发育不良 147-148
Ventricular septal defect (VSD) 室间隔缺损（VSD）15-16
 with double-outlet right ventricle 伴右心室双出口 163-164
 with flow measurements 应用流量测定 141-142
 pulmonary atresia with 伴肺动脉闭锁 38，137-138
 supracristal 嵴上型 129-130
 with truncus arteriosus 永存动脉干 79-80
Vertical vein, persistent left superior vena cava 顶静脉，永存左上腔静脉 55-56

W

"Wall-to-wall heart" 普大心
 in pericardial effusion 见于心包渗出 7-8
 in tricuspid regurgitation 见于三尖瓣反流 49-50
"Water bottle" configuration "烧瓶"形 7-8

（郑宝霞译　高竟生校）